全国中医药行业高等教育"十四五"创新教材

高等中医药院校通识教育系列教材

生活中的经济学

（供中医药高等院校及相关院校通识教育课程用）

主　编　王先菊　司建平

全国百佳图书出版单位

中国中医药出版社

·北 京·

图书在版编目（CIP）数据

生活中的经济学 / 王先菊 , 司建平主编 . -- 北京：
中国中医药出版社 , 2024.5
高等中医药院校通识教育系列教材
ISBN 978-7-5132-8554-4

Ⅰ . ①生… Ⅱ . ①王… ②司… Ⅲ . ①经济学—中医
学院—教材 Ⅳ . ① F0

中国国家版本馆 CIP 数据核字 (2023) 第 215334 号

中国中医药出版社出版

北京经济技术开发区科创十三街 31 号院二区 8 号楼
邮政编码　100176
传真　010-64405721
北京盛通印刷股份有限公司印刷
各地新华书店经销

开本 787×1092　1/16　印张 10.25　字数 214 千字
2024 年 5 月第 1 版　2024 年 5 月第 1 次印刷
书号　ISBN 978 – 7 – 5132 – 8554 – 4

定价　42.00 元
网址　www.cptcm.com

服 务 热 线　010-64405510
购 书 热 线　010-89535836
维 权 打 假　010-64405753

微信服务号　zgzyycbs
微商城网址　https://kdt.im/LIdUGr
官 方 微 博　http://e.weibo.com/cptcm
天猫旗舰店网址　https://zgzyycbs.tmall.com

如有印装质量问题请与本社出版部联系（010-64405510）
版权专有　侵权必究

全国中医药行业高等教育"十四五"创新教材

高等中医药院校通识教育系列教材

编审委员会

主 任 委 员　李小芳　王耀献

副主任委员　彭　新　禄保平

委　　　员　（按姓氏笔画排序）

王先菊　王晴阳　卢　萍　吕雅丽

乔　璐　闫秀娟　李具双　李淑燕

林永青　徐江雁　密　霞　程　雪

程开艳

全国中医药行业高等教育"十四五"创新教材

高等中医药院校通识教育系列教材

《生活中的经济学》编委会

主　　编　王先菊（河南中医药大学）

司建平（河南中医药大学）

副 主 编　王献竹（河南中医药大学）

王大辉（杭州师范大学）

毛海燕（河南中医药大学）

编　　委　（按姓氏笔画排序）

丁俊凌（河南中医药大学）

王晓东（河南中医药大学）

王晨曦（河南中医药大学）

史文川（南京中医药大学）

杨静静（河南中医药大学）

陈勋宇（河南中医药大学）

陈雅婷（浙江中医药大学）

前 言

在新医科建设背景下，通识教育教学担负着新的历史使命。为培养具有专业素养和人文精神、全面和谐发展的高素质中医药人才，自 2014 年起，河南中医药大学开始探索适合中医药院校教育的通识教育教学改革。

截至目前，我校通识教育教学改革大致经历了三个阶段：改革与探索阶段（2014—2017），主要是贯彻通识教育理念，初步构建通识教育课程体系，建设通识教育师资队伍，探索构建通识教育教学运行机制和评价体系；完善与发展阶段（2018—2020），学校加入郑州市龙子湖高校园区六所高校联合组建的课程互选学分互认联盟，完善通识教育课程体系，改革考试评价体系；深化与提高阶段（2021 至今），学校着力推动大类人才培养模式改革，成立通识教育研究中心，推进师资队伍建设，重塑通识教育课程体系，加强通识教育系列教材建设。学校通识教育注重突出中医药文化特色，将中国传统文化和中医药文化课程纳入通识课程，并坚持"五育"并重，将美学教育、劳动教育、国家安全教育等课程纳入通识课程模块，初步构建起了具有河南中医药大学特色的通识教育课程体系。2022 年，学校启动建设具有高等中医药院校特色的通识教育教材，遴选立项建设一批高等中医药院校通识教育系列教材。

本套教材首批共 12 本，包括《汉字文化》《五运六气基础》《中外科技史》《劳动教育》《中国古代文学经典导读》《化学与生活》《旅游地理与华夏文明》《大学生自我管理》《生活中的经济学》《本草文化赏析》《中国饮食文化》《中医药人工智能及实践》。本套教材在我校各专业通识教育教学中使用，同时适合其他中医药高等院校及相关院校本科生、研究生通识教育课程教学使用。

在编写过程中，我们参考了其他高等院校的教材及相关资料。限于编者的能力与水平，本套教材难免有诸多不足之处，还需要在教学实践中不断总结与提高，敬请同行专家提出宝贵意见，以便再版时修订提高。

高等中医药院校通识教育系列教材编审委员会
2024 年 3 月

编写说明

经济学是对人类一般生活事务的研究，考察个人和社会活动中与获取和使用物质财富密切相关的部分，帮助拥有经济学的理性人得出正确的结论。经济学是为解决实际问题而生，但时刻受经济规律支配的我们有时却并不自知。虽然改造世界非经济学所长，但改变你自己，改造你的世界观，却是经济学的强项。

经济学深深地影响着我们的生活。经济学的思维方式告诉我们，人们在生活中做出何种选择，是与不同选择的成本和效益密切相关的，这是政治、社会、心理等角度所看不到的。

在国外，自 18 世纪 70 年代亚当·斯密创立古典经济学至今，先后经历了 19 世纪的边际革命和 20 世纪的凯恩斯革命，确立了从微观到宏观的内容体系，以及从总量到增量的研究视角。伴随经济社会的发展，经济学也发展出很多的分支学科，如发展经济学、生态经济学、福利经济学、行为经济学、公共经济学等，而经济学始终是一门普遍受欢迎的社会学科。在大学课程中，既有系统深入的专业课，又有短小精悍的通识课。在国内，随着市场经济的建立和发展，各高校经济管理专业的专业课中，开设有《西方经济学》《国民经济学》《产业经济学》《发展经济学》《国际经济学》等系列专业核心课程和专业基础课程。而针对其他相关专业学生则陆续开设经济学类通识选修课。如 2017 年上海大学率先在"大国方略"系列课程中开设"经国济民"通识课，之后其他高校陆续实施通识教育改革而开设了"经济学导论"（西安交通大学）、"经济学"（郑州航空工业管理学院）、"经济与社会"（复旦大学）等课程。在吸纳西方经济学优秀研究成果的同时，着力引入中国经济学的视野和话语，展示中国经济发展的整体结构和内在逻辑，阐明中国道路的文化道理，揭秘中国经济增长之谜。2021 年河南中医药大学开设《生活中的经济学》通识选修课，旨在拓宽学生的社会科学知识面，优化课程结构，提高学生的文化素养和科学素养，促进个人发展与综合能力提升，培养新时代"医＋文"创新人才。

在高校人才培养中开展经济学通识教育，有利于帮助学生提升经济素养、透视经济现象、掌握经济规律、指导个人生活并做出明智选择，在多个方面都有着不可替代的重要作用。

一是有助于提升经济素养。在高等人才培养中不断加强经济学通识教育，可以帮助非经济学专业的大学生系统掌握经济学常识、经济学理念，使他们充分理解经济规律，客观正确地看待市场规则，增强对市场经济本质的认知。

二是有助于指导个人在生活中做出明智选择。诺贝尔经济学奖获得者、英国著名经济学家凯恩斯认为，经济学理论并不是一些现成的可以用于政策分析的结论。它不是教条，而是一种方法、智力工具、思维技巧，有助于拥有它的人得出正确的结论。经济学家曼昆认为，学经济学的目的就是能"像经济学家一样思考"，也就是说，能够用经济学的视角、分析方法和思维方式来分析社会问题。对于非经济管理专业的学生来说，无需掌握深奥的经济学理论和复杂的经济学分析模型即可形成经济学的思维方式，并以此来思考经济社会中的相关问题。经济学理论本身也许并不能回答任何有趣或重要的社会问题，但是经济学思维方式却能补充其他许多领域的知识，有助于在面对复杂的社会问题时形成自己的解决思路。因此，向非经济管理类学生普及经济学知识非常必要，具有重要的现实意义。

一本好的教材是进入一门学科最好的方式。经济学发源于西方市场经济环境，因此，既有教材多为国外版本，如美国经济学家加里·贝克尔（Gary S. Becker）、吉蒂·贝克尔（Guity Nashat Becker）所著《生活中的经济学》（机械工业出版社，2013），尼尔·基什特尼所著《经济学通识课》（民主与建设出版社，2017），日本经济学家菅原晃所著《极简经济学通识课（图解版）》（化学工业出版社，2018）等。国内通识课教材有韩秀云所著《宏观经济通识课》（中信出版社，2018）、薛兆丰所著《经济学通识（第二版）》（北京大学出版社，2015）等。现有国外教材基于美国等西方国家的研究背景，介绍的几乎均为西方发达国家的经济运行规律和经验，缺失中国案例和中国元素等问题突出，特别是一些经济社会现象和经济政策的顶层设计，不切合我国大众的生活实际,也不适合我国经济学知识的通识教育。更重要的是,教材内容的设计蕴含太多的西方盲目自由主义和精致利己的价值观、人生观、世界观教育,对大学生思想政治和正确的价值观取向等的引导和教育不够。而国内通识教材仅涵盖了宏观经济问题,但大学阶段生活中遇到的经济问题又主要是微观问题,且中医药育人特色不突出。书院制改革后,学生通识教育强调的人文素养、价值观塑造等人才培养的"育人"目标的实现,需要一本融入中国特色、体现中华文化、适应中医药院校通识教育的中国式经济学教材。

本教材以经济学的视角将个人在生活、消费、创新创业、经营管理、环境观察、政策解读、健康维护等日常活动中能接触到的现象和遇到的问题梳理出来,以专业的经济学原理和富含哲理的案例、寓言故事、传统文化、中医典故等进行解释和分析,深入浅出,通俗易懂。同时,简化了复杂的数学推导和模型推理,简明扼要,致力于拓展思维方式和问题切入视角,丰富人文素养,有助于学生广泛地了解并应对在经济、社会等方面随时出现的选择问题,满足通识要求。

作为通识教材,本教材具有以下突出特点:

1. 思政元素丰富 主要体现在两个方面:一是将西方经典经济学理论与中国市场经济建设实践相结合,即本土化。将勤俭节约的传统美德、舍己为人的社会公德、开放共享的大国胸怀、拼搏进取的科学精神等,融入经济理论的解读;同时,将富有特色的育人元素和专业内涵融入教材,从党史、新中国史、改革开放史、社会主义发展史和新时代10年的伟大变革历史中汲取宝贵案例,坚持以特色专业教材铸魂育人。如与课程内容紧密联系的新发展理念、"双"循环、共同富裕等,从而弘扬公平正义,砥砺家国情怀,坚定"四个自信"。二是筛选紧贴学生生活的思政元素,即生活化。筛选改革开放40多年尤其是党的十八大以来的重大经济建设成就,特别是2020年底现行标准下的全面脱贫、社会保障网的全民覆盖、疫情下的健康和经济双确保等,紧紧围绕立德树人这一根本任务,通过生活中的经济实例与学生共情,实现思政教育,满足大类培养通识教育的目标。

2. 中医药育人特色鲜明 主要体现在几个方面:一是案例导入、问题解决对策等部分引入中医药元素,增强有医学背景的学生的代入感。如市场失灵一章中负、正外部性的解释采用医疗市场的失灵案例和图形推理，信息不对称的解释采用医患纠纷例子，让知识生动鲜活。二是设置专门的中医药经济内容，搭建经济学和中医药学的知识桥梁。如设置了疾病负担与健康投资——开展中医健康管理；经济新形态中的人口老龄化（养老需求）与中医药健康养老（养老供给），推进中医医养结合等。三是运用中医药辨证思维、整体观等将经济知识与思政元素进行整合，重构课程内容体系。如整合介绍市场经济两种均衡力量——消费和生产行为、需求和供给行为、成本和收益行为、看得见的手（政府调控）和看不见的手（市场手段）、市场效率和市场失灵现象等。通过知识点的整合，呈现对立统一的知识结构，引导学生辩证、全面地认识世界，分析经济现象，提出应对策略，从而树立投资健康，减少疾病经济负担的"治未病"理念，培育生命至上的医者仁心，体现"中医药＋文"的育人特色。

3. 通俗易懂，趣味性强 本教材整理了富含经济学哲理的寓言故事（如蜜蜂的寓言、火车驶过麦田等）、案例（如旱厕大王等）、典故（如餐巾纸上的曲线等）、现象（如谷贱伤农等），以及中国传统文化中的经济现象（如关于马太效应、棘轮效应的论述，轻徭役重民生）、基础教育素材中的经济知识（如运用需求与供给弹性理论解读语文课本中《多收了三五斗》农民丰产不丰收的原因）等，融通古今，对接国内外，打通基础教育与高等教育思政体系。在编排中坚持理论内容模块完整、案例与内容富有逻辑、语言通俗易懂、素材有趣味性，让不同专业的学生能够很容易地沉浸其中，并运用经济学工具根据过往研究现在、推测未来。

本教材供学习经济学通识课的学生选用，以塑造大学生健康的人格、高尚的社会道德、完备的知识体系、健全的人文素养；同时，也可作为了解经济学的入门级读物。

本教材的主要内容及编写分工如下：在编写内容上，涵盖经济学体系基础知识点，并按照个人成长中遇到的社会问题和面临的抉择，提炼、整合为10个富有逻辑的学习模块。内容既能够反映学科新成果、新趋势、新信息，又能够与现实生活、时代发展有机结合起来，又体现医药卫生特色，同时适合全体学生学习，不以预先修读系统性专业知识为前提。全书内容按照理性经济人的行为规律分为十章，分别是：第一章经济学十大原理；第二章理性消费；第三章最优生产；第四章市场失灵；第五章有效市场与有为政府；第六章经济学"悖论"；第七章特殊效应；第八章"曲"径通"优"；第九章经济新业态；第十章疾病经济负担与健康投资。编写分工如下：第一、四、七、八章由王先菊编写；第二章由陈勋宇编写；第三、五、六章由王晨曦编写；第九、十章由司建平编写。此外，王大辉、王献竹负责教材思政育人元素的整体设计；陈雅婷负责疾病的健康投资方案内容的修订；丁俊凌、杨静静负责全书校对工作；毛海燕、史文川、王晓东参与知识链接内容的筛选；王先菊、司建平还负责教材整体审核修订、图表编排等统稿工作。

本教材在编写过程中得到中国中医药出版社相关领导和编辑及河南中医药大学教务处相关领导和老师的帮助与支持，在此一并表示感谢。由于编者能力和水平有限，错误和不当之处在所难免，恳请同行和广大读者提出宝贵意见，以便再版时修订提高。

《生活中的经济学》编委会

2024 年 3 月

目 录

第一章 经济学十大原理 ▷▷▷▷

经济学是一种方法、一种心灵的器官、一种思维的技巧，可以帮助拥有经济学的人做出理性的选择和正确的结论。经济学研究的是人类一般生产、生活事务，渗透在生产、生活的方方面面，在人的一生中，从摇篮到坟墓，都会主动或被动地接触到经济学原理。丰富的经济学知识和规律深深地影响和支配着人们的思考和活动，但令人难以察觉，以致很多实干家往往误认为自己不受经济规律的支配，而实际上他们恰恰以实际行动证明了经济规律的作用。这些经济学规律有哪些？本章将介绍经济学家总结的最一般的经济学规律，即经济学十大原理。

第一节 如何理性选择

本节以经济理性人的视角，总结在日常生活中会面临的经济学问题，帮助人们认识相应的经济规律，更好地理解经济现象，并做出最有利的决策。

一、人们经常面临权衡取舍（原理1）

【知识链接】

如何权衡取舍

在《庄子·秋水》篇中记载了这样的故事：庄子在濮水钓鱼，楚王派两位大夫前往表达心意（请他做官），两人对庄子说："希望能用全境（的政务）来劳烦您。"庄子拿着鱼竿不回头看他们，说道："我听说楚国有一只神龟，死的时候已经有三千岁了，国王用锦缎将它包好，放在竹匣中，珍藏在宗庙的堂上。这只神龟宁愿死去，为了留下骨骸而显示尊贵呢？还是宁愿活在烂泥里，拖着尾巴爬行呢？"两位大夫回答："宁愿活在烂泥里拖着尾巴爬行。"庄子对他俩说："你们回去吧！我宁愿像龟一样在烂泥里拖着尾巴活着。"这故事是说，庄子以楚国一只死了三千年的神龟"宁其死为留骨而贵乎？宁其生而曳尾于涂中乎？"隐喻自己在富贵与贫困、自由与名利之间做出的选择。

在生活中，通常情况下人们会面临多种选择，为了得到一件我们喜爱的东西，就不得不放弃另一件我们喜爱的东西。如何进行选择并做出最优决策，就要求我们在一个目标与其他目标之间进行权衡取舍。

　　一个学生需要考虑并决定如何分配他的最宝贵的资源——时间。他可以把所有的时间用于学习经济学，也可以把所有的时间用于学习心理学，或是把时间在这两个学科之间进行分配。对于他用于学习一门课的每一个小时，都要放弃本来可以用于学习另一门课的一个小时。而且，对于他用于学习功课的每一个小时，都要放弃本来可用于睡眠、运动、娱乐或兼职赚点儿零花钱的一个小时。

　　一个学生还可能需要考虑并决定如何分配他另一个宝贵的资源——生活费。他可以用于购买食物、衣物、生活用品等，或买一张门票看一场演出、球赛等享受娱乐服务；他也可能选择暂时节约当前的一部分生活费而攒钱用于寒暑假的一次外出旅游。当他选择把生活费中的 1 元钱用于上述用途中的一种时，必然在某种其他备选用途上就要少花 1 元钱。

　　当我们把目光从个人放大到国家时，就从微观放大到宏观选择。国家或者社会也会面临各种不同的权衡取舍。在现代社会里，经济增长与环境保护之间的权衡取舍同样重要。当选择清洁的生产生活环境时，就要求生产企业采取清洁生产手段减少污染。例如，污水净化设备的购买和使用、除尘降噪措施的采取等，这势必增加企业的生产成本。当销售价格不变时，这些生产企业赚的经济利润就减少了，或者为了保持利润不变而减少成本，如降低工人的工资、向消费者收取更高的价格，或者是这三种结果的某种结合。因此，尽管政府对生产企业污染管制所带来的好处是更清洁的生活环境，以及由此带来的人们健康程度的改善、幸福感及获得感的提高，但其代价是企业所有者、工人、消费者某一主体或某种组合者的收入减少，结果经济增长水平下降。同样需要权衡取舍的是消费和投资。当一个国家的社会总产出即可利用的物质财富一定时，用于满足当期消费的物质财富越多，剩下可用于扩大再生产（投资）的物质财富就越少。

　　社会面临的另一种典型的权衡取舍是效率与平等。效率是指社会能从资源中得到最大利益，追求的是社会成员总福利水平的最大化。平等是指将这些资源平均地分配给社会成员，追求的是社会各成员获得同等的福利水平。更加形象地说，效率即想方设法把"经济蛋糕"做大，而平等则是如何公平地分割这块"经济蛋糕"。政府在设计经济政策的时候，这两个目标往往是不一致的。例如，我们来考虑目的在于实现更平等地分配经济福利的政策。某些此类政策，如社会救助制度、老年人福利制度、失业保障等，是要帮助那些最需要帮助的社会成员。而另一些政策，如遗产税、房产税、超额累计制个人所得税政策等，则是要求高收入者比其他人给予政府更多的经济支持。虽然这些政策实现了更大程度的平等，但也在一定程度上降低了效率。当政府把高收入者的收入再分配给低收入者时，就可能一定程度上减少对辛勤工作的激励。结果是，高收入者的工作就会减少，生产的物品与劳务也少了，经济总量就会减少。换句话说，当政府想要把"经济蛋糕"切为更均等的小块时，这块"蛋糕"本身也变小了。

　　那么，为什么人们会面临取舍呢？为什么不能同时满足所有的目标或者欲望呢？原因就是，人们可利用的资源是有限的，而目标或者欲望是无限的，用有限的资源满足无限的目标或者欲望，就需要进行选择。例如，一个学生一天的时间只有 24 小时，除去睡觉、吃饭后只有 12 小时，全部用于学习后，就没有时间用来看一场电影或者一场球赛了。因此，学生就需要选择，要么减少学习时间用于运动等目标的满足，要么满足学习而放弃运动等目标。同样的，一个学生每月的可支配资金是生活费，除了基本的吃穿用度之后没有剩余，就无法再去来一次旅游体验等。

面临权衡取舍时，只能有唯一的选择吗？显然不是。很多时候政府的选择是通过制定组合政策，在多个目标之间寻找一个平衡区间，保持每个目标都在一定变动范围，如满足当期消费和长期投资之间的平衡、既能收取更多的税收又不降低纳税人积极性的最优税率、管理通货膨胀与促进就业等。个人也是一样，例如，既不会把全部的时间都用于学习经济学，也不会完全放弃经济学的学习；既不会把生活费全部用于购买食物，也不会为了娱乐等目标而放弃全部的食物消费。

认识到人们面临权衡取舍本身并没有告诉我们应该做出什么决策。一个学生不应该仅仅因为要增加用于学习经济学的时间而放弃心理学的学习。社会不应该仅仅因为环境管制条例降低了我们的物质生活水平而不再保护环境，也不应该仅仅因为帮助低收入者扭曲了工作激励而弃之不顾，也不会为了促进就业放任通货膨胀高企，等。然而，人们只有了解他们面临的选择，才有可能做出最优的决策。因此，我们对经济学的学习要从认识生活中的权衡取舍开始。

二、成本是为了得到某样事物而放弃的东西（原理2）

【知识链接】

选择的机会成本

《孟子·告子上》曰："鱼，我所欲也；熊掌，亦我所欲也。二者不可得兼，舍鱼而取熊掌者也。生，亦我所欲也；义，亦我所欲也。二者不可得兼，舍生而取义者也。"也就是说，当人们面临选择时，会权衡取舍，舍去的就是得到的机会成本。如进行选择时，为了得到熊掌必须放弃鱼，因此，鱼就是得到熊掌的机会成本。

由于人们面临权衡取舍，所以做出决策就要比较可供选择的行动方案的成本与利益。但在许多情况下，某种行动的成本并不是一目了然的。

以考虑是否上大学的决策为例，主要的利益是丰富了知识且一生中拥有了更好的工作机会。但成本是什么呢？要回答这个问题，你会想到把你用于学费、书籍、住房和伙食的钱加总起来。但这种总和并不真正代表你上一年大学所放弃的东西。

这种计算存在两个问题。第一个问题是：它计算在内的某些成本并不是上大学的真正成本。即使你离开了学校，你也需要有睡觉的地方、要吃饭。只有在大学的住宿和伙食比其他地方贵时，贵的这一部分才是上大学的成本。第二个问题是：它忽略了上大学最大的成本——你的时间。当你把一年的时间用于听课、读书和写文章时，你就不能把这段时间用于工作而取得报酬。对大多数学生而言，为上大学而不得不放弃的工资收入是他们受教育的最大的单项成本。

一种选择的机会成本是为此所放弃的东西，是指把某种资源投入某一特定用途之后所放弃的在其他用途中所能获得的最大收益。例如，当人们拥有 10 万元现金，面临投资股票、债券、房地产、贸易、储蓄、贷款等选择时，就会有不同的风险和收益，假如选择了风险较小的储蓄，就放弃了其他的投资机会；但是，其他的投资机会不会同时被选择。因此，选择储蓄的机会成本是所有可能选择中能带来最大收益的股票投资带来的 20 万元，而不是其他几种选择带来收益的总和（表 1-1）。

表 1-1 不同投资方向可能带来的经济收益

单位：万元

投资方向	股票	债券	房地产	贸易	储蓄	放贷
投资收益	20	10	15	12	7	8

当人们做出任何一项决策时，应该认识到每一种可能的行为所带来的机会成本。实际上，决策者通常是知道这一点的。那些大学里的创新创业获奖同学如果退学创业，就可能每年赚上几百万元。他们深深地认识到，他们上大学的机会成本极高。所以他们通常决定：花费这么高昂的机会成本来获得上大学的利益，就应该好好把握学习机会。

三、理性人考虑边际量（原理 3）

【知识链接】

别被"边际效用"推上破罐破摔不归路

经济学领域有一个名词叫作"边际效用"，强调商品的价值取决于对它效用的主观评价：消费一种商品时，每增加一个单位，增加的效用就递减。边际效用递减规律是指在一定时间内，在其他商品的消费数量保持不变的条件下，随着消费者对某种商品消费量的增加，消费者从该商品连续增加的每一消费单位中所得到的效用增量即边际效用是递减的。这种规律也可用来解释很多腐败分子的贪腐心路历程：第一次"伸手"的心理压力最大、精神成本最高，第二次、第三次……依次递减，直到发展成麻木不仁，来者不拒。第一次违纪违法时心理压力最大，而一旦得手，侥幸心理逐渐占据上风，并随着"边际效用"递减而增加。侥幸心理就像润滑剂，推着贪腐分子在不归路上越滑越快、越滑越远。

明代《松窗梦语》中记载，都台长官王廷相讲过一段见闻：一日乘轿进城，途中遇大雨，有个轿夫穿一双新鞋，开始时还审慎择地而行，后来不小心踏入水坑里，便"不复顾惜"了。王廷相由此点评："居身之道，亦犹是耳，倘一失足，将无所不至矣！"轿夫由审慎而行到不复顾惜，与深厉浅揭的道理如出一辙。一旦有了第一次，很多东西就可能发生质变，进而导致看问题的角度都产生变化，反正已经下水了，无所谓再多蹚浑水，由此一溃千里，兵败如山倒。

万事皆有初，欲善终，当慎始。"一"是量变之始，质变之源。唯有扣好
第一粒扣子、把好第一道闸门，才能从根本上防止底线一退再退，退无可退。

[梁宁波.别被"边际效用"推上破罐破摔不归路.

中国纪检监察，2019（13）：52-53.]

经济学的基本假定之一是满足理性人假定。在机会成本既定的条件下，理性人系统
而有目地尽最大努力去实现其目标。当你学习经济学时，你会认识到一些企业，为实
现经济利润最大化，它们要决定雇用多少工人和制造并出售多少产品；你也会认识到一
些居民，他们要决定把多少时间用于工作，并用赚到的钱购买什么物品与劳务，以便获
得最大可能的满足。

理性人知道，生活中的许多决策很少是非黑即白的选择，而往往是介于其间。当到
了吃午饭的时间时，你面临的决策不是在完全不吃和大吃一顿之间的选择，而是是否再
多吃一个馒头、加一个菜；当考试临近时，你的决策不是在放弃考试和一天学习 24 小
时之间的选择，而是是否多花 1 个小时的时间复习功课而不是继续休闲娱乐。经济学家
用"边际变动"这个术语来描述对现有行动计划的微小增量调整。这里的"边际"即指
"边缘"，因此，边际变动是围绕所做的事的边缘的调整。理性人通常通过比较边际利益
与边际成本来做出决策。

例如，一家航空公司如何考虑向等退票的乘客收取合理的机票价格。假设一架有
100 个座位的飞机完成从北京至南京的一次飞行，航空公司的总成本是 10 万元。在这
种情况下，每个座位的平均成本是 10 万元 /100 个，即 1000 元 / 个。人们很容易就此得
出结论：航空公司的票价决不应该低于 1000 元。而事实上，一个理性的航空公司往往
会通过考虑边际量而设法增加经济利润。假如一架飞机即将起飞时仍有 10 个空位，而
在登机口等退票的乘客仅愿意支付 500 元买一张机票。航空公司会考虑把票卖给他吗？
回答是肯定的。因为飞机仍有空位，虽然每位乘客飞行的平均成本是 1000 元，但增加
一位乘客的边际成本仅仅是这位额外的乘客免费消费的一份快餐和一杯饮料的成本，多
增加一位乘客的成本是非常微不足道的，甚至可以忽略不计。因此，只要等退票的乘客
所愿意支付的价格大于航空公司的边际成本，卖给他机票就可以增加经济利润，就是有
利可图的理性选择。

边际决策还有助于解释另外一些令人困惑的经济现象——第二份半价。为什么不直
接打五折销售？假如一杯饮料的平均成本是 5 元，对商家来说，这杯饮料的平均成本包
括了房租、工人工资、制作饮料的水果等原材料以及所用的水电费。在你买第一杯的时
候，已经支付了由固定成本如房租、机器折旧费、工人工资等组成的费用，半价的第二
杯只需要很微小的变动成本如原材料成本及水电费组成的费用。从边际量原理来考虑，
第二杯的边际成本远低于平均成本，带来的边际收益即半价只要大于边际成本，对于商
家来说就是可行的。而如果直接五折销售，则大部分的消费者是不会连续消费两杯饮料
的，就损失了第二杯的利润，因此，更实惠的策略就是第二杯半价。

这里还有一个经典问题：为什么水这么便宜，而钻石如此昂贵？人需要水来维持生

存，而钻石并不是不可或缺的。但由于某种原因，人们愿意为钻石支付的钱要远远高于水。原因是一个人对任何一种物品的支付愿望都基于其边际利益，即物品产生的额外利益。反过来，边际利益又取决于一个人拥有多少这种物品。水是不可缺少的，但增加一杯水的边际利益微不足道，因为水太多了。与此相反，并没有一个人需要用钻石来维持生存，但由于钻石太少，人们认为增加一单位钻石的边际利益是很大的。

总之，当且仅当一种经济行为的边际利益大于边际成本时，一个理性决策者才会采取这种行为；否则，就会放弃这种行为。

四、人们会对激励做出反应（原理4）

【知识链接】

商鞅变法，不断激励提升秦军战力

秦始皇之所以能完成统一大业，除拥有强大的国力之外，最为关键的原因还在于秦军拥有超级强悍的作战能力，因此能历时十余年以强大武力先后击败关东六国军队，终结春秋战国乱世，建立大一统的秦王朝。秦军战力为何那么强大呢？主要原因之一就是商鞅变法制定的军功爵禄制度（"有军功者，各以率受上爵；为私斗者，各以轻重被刑大小……宗室非有军功论，不得为属籍。"——《史记·商君列传》）和实行连坐、轻罪重刑（"五人束簿为伍，一人兆而到其四人，能人得一首则复……其战，百将、屯长不得首，斩……将，短兵四千人。战及死事，而到短兵。"——《商君书·境内》），一奖一罚将秦军打造成一支战无不胜，攻无不克的强大铁军。

一方面，是军功爵制的利益激励。在春秋战国时期，诸侯列国普遍实行的是全民皆兵制，而且还是义务兵，除了魏国招募训练的精锐武卒部队之外，各国军队几乎都是士兵自己出钱出力参战打仗。而秦国商鞅实行军功爵制后，秦人不分亲尊贵贱，皆以所立军功为标准，不再局限于原先只对少数贵族的封赏范围，凡是参战将士只要斩获军功都可获得爵位和赏赐，为此激发了将士们立功封赏的欲望，鼓舞了秦军士气；并在农闲时练军，从而不断提高整体军队的作战能力。军功爵制激发广大将士们对获得爵位，改变身份地位，以及田宅、俸禄等物质利益的巨大欲望，从而不断提升增强秦军的战斗力。

另一方面，是连坐、轻罪重刑的严厉惩罚震慑。秦军最基础的作战单位为五人，称作"伍"，如果一伍之中有人逃跑或者战死，另外四人就会受到惩罚，想要免除刑罚唯一的办法就是每个人都需杀敌一人。军吏将官更是如此，如果参战未能杀敌或是属下士兵逃跑退缩便是有罪，为此将官一级更是奋勇当先，争前抢后。在秦军将士眼中，战场上敌军首级就是他们获得军功换取爵位、俸禄、田宅的战利品，六国将士们见秦军眼睛发红，尽皆目露凶光，又如何不感到胆战心惊呢！故而六国认为秦人暴虐，如狼似虎，为此有了"虎狼之秦"的说法。

"激励"是引起一个人做出某种行为的某种东西，诸如惩罚或奖励的预期。由于理性人通过比较成本与利益做出决策，所以，他们会对激励做出反应。事实上，在经济学研究中，激励起着中心作用。经济学家甚至提出，整个经济学的内容可以简单地概括为"人们对激励做出反应，其余内容都是对此的解释"。

在分析市场如何运行时，激励是至关重要的。例如，当苹果的价格上涨时，人们决定少吃苹果；同时，苹果种植户决定雇用更多工人抓紧时间多摘些苹果出售，因为销售苹果的利益增加了，苹果种植户还可能预期价格持续上涨或维持现在的高价格，然后计划明年扩大种植面积。因此，市场上的高价格提供了买者少消费和卖者多生产的激励。正如我们看到的，价格对消费者和生产者行为的影响对于市场经济如何配置稀缺资源是至关重要的。

政府决策者可以通过制定适当的政策来实现激励，因为许多政策改变了人们面临的成本或利益。例如，新能源车购车补贴、开征汽油税都会鼓励人们少开燃油车、多开小型车或多购买新能源车。欧洲开小型车的人比美国多，原因之一就是欧洲的汽油税比美国高。汽油税还鼓励人们拼车或乘坐公共交通工具，并鼓励人们在离自己住所近的地方工作。汽油税越高，就会有越多的人驾驶混合动力汽车。如果汽油税足够高，人们就会开始驾驶电动汽车。

当决策者未能考虑到他们的政策如何影响激励时，这些政策就会带来意想不到的效果。例如，考虑一下有关汽车安全的公共政策。今天所有的汽车都有安全带，但若干年前并不是这样。20 世纪 60 年代 Ralph Nader 的著作《任何速度都不安全》引起了公众对汽车安全性能的关注。后来各国通过立法要求汽车制造商将安全带作为新汽车的标准配置。这项政策直接的影响是显而易见的：当一个人系上安全带后，发生车祸时存活的概率提高了。但是，其影响并不是仅此而已，因为还通过改变激励而影响了人们的行为。相关的行为是司机开车时的速度和谨慎程度。缓慢而谨慎地开车是有代价的，因为这要耗费司机的时间和精力。当决定开车的谨慎程度时，理性人会比较谨慎开车的边际利益和边际成本（也许这种比较是无意识的）。当提高安全程度的利益高时，他们就会更慢、更谨慎地开车。例如，人们在道路有冰时会比道路干净时更缓慢而谨慎地开车。

再考虑安全带立法如何改变一个司机的成本——收益计算。安全带降低了司机的车祸代价，因为它们降低了伤亡的概率。换言之，安全带减少了缓慢而谨慎地开车的利益。人们对安全带的反应和对道路状况改善的反应一样——更快、更放肆地开车。这样，安全带法律最终导致的结果是车祸的次数增加了。开车谨慎程度的下降对行人有明显不利的影响，因为他们遭遇车祸的概率上升了，但没有（像司机那样）获得增加的保护的利益。

乍一看，这种关于激励与安全带的讨论似乎是毫无根据的猜测。但是，经济学家萨姆·佩兹曼（Sam Peltzman）在 1975 年的一项经典研究中说明了汽车安全法实际上有许多这类影响。根据佩兹曼的证据，这些法律减少了每次车祸的死亡人数，但增加了车祸的次数。他的结论净结果是司机死亡人数变动很小，而行人死亡人数增加了。

佩兹曼对汽车安全的分析是人们对激励做出反应的一般性原理的一个不落俗套的例

子。在分析任何一种政策时，我们不仅应该考虑它的直接影响，而且还应该考虑通过激励产生的不太明显的间接影响。如果政策改变了激励，那就会使人们改变自己的行为。

第二节　如何相互交换

第一节的四个原理讨论了个人如何做出最优决策。在我们的人生旅途中，许多决策不仅影响我们自己，而且还会影响其他人。本节的三个原理是关于人们之间如何相互影响、相互交易的。

一、贸易（交换）能使每个人（国家、企业）状况更好（原理5）

【知识链接】

推动共建"一带一路"高质量发展不断取得新成效

2013年秋天，习近平主席在访问哈萨克斯坦、印度尼西亚期间先后提出共同建设"丝绸之路经济带"与"21世纪海上丝绸之路"，共同构成"一带一路"倡议。

近年来，在以习近平同志为核心的党中央坚强领导下，我们统筹谋划推动高质量发展、构建新发展格局和共建"一带一路"，坚持共商共建共享原则，把基础设施"硬联通"作为重要方向，把规则标准"软联通"作为重要支撑，把同共建国家人民"心联通"作为重要基础，推动共建"一带一路"高质量发展，取得实打实、沉甸甸的成就。截至2021年9月，我国与"一带一路"沿线国家货物贸易额累计达到10.4万亿美元，对"一带一路"沿线国家非金融类直接投资超过1300亿美元。截至2021年10月底，中欧班列已铺画73条运行线路，通达欧洲23个国家的175个城市，累计开行超4.6万列。截至2021年11月，我国已与140个国家、32个国际组织签署200多份共建"一带一路"合作文件。通过共建"一带一路"，提高了国内各区域开放水平，拓展了对外开放领域，推动了制度型开放，构建了广泛的朋友圈，探索了促进共同发展的新路子，实现了同共建国家互利共赢。

（求是网评论员：推动共建"一带一路"高质量发展不断取得新成效，http://www.qstheory.cn/wp/2021–11/21/c_1128085197.htm）

也许你在新闻中听到过，在世界经济中日本企业是美国企业的竞争对手。在某些方面这是正确的，因为美国企业和日本企业生产许多相同的产品。福特公司和丰田公司在汽车市场上争夺同样的顾客，苹果公司和索尼公司在数码音乐播放器市场上争夺同样的顾客。

但在思考国家之间的竞争时，这种想法很容易产生误导。美国和日本之间的贸易并不像体育比赛一样，一方赢而另一方输。实际上，事实正好相反：两国之间的贸易可以使两个国家的状况都变得更好。

为了说明原因，我们先考虑贸易如何影响你的家庭。当你的家庭的某个成员找工作时，他（她）要与也在找工作的其他家庭的成员竞争。各个家庭在购物时也会相互竞争，因为每个家庭都想以最低的价格购买最好的东西。从某种意义上说，经济中每个家庭都在与所有其他家庭相竞争。

尽管有这种竞争，但把你的家庭与所有其他家庭隔绝开来并不会使你的家庭过得更好。如果真的隔绝开来的话，你的家庭就必须自己种粮食、自己做衣服、自己盖房子。显然，你的家庭在与其他家庭的交易中受益匪浅。无论是在耕种、做衣服还是盖房子方面，贸易使每个人都可以专门从事自己最擅长的活动。通过与其他人交易，人们可以按较低的成本获得各种各样的物品与劳务。

国家和家庭一样，也能从相互交易中获益。贸易使各国可以专门从事自己相对最擅长的活动，并享有种类更多的物品与劳务。日本人和法国人、埃及人、巴西人一样，在世界经济中既是我们的竞争对手，又是我们的合作伙伴。所以，贸易不是零和博弈，而是各方共赢的行为。

二、市场通常是组织经济活动的一种好方法（原理6）

【知识链接】

市场的作用

人类几乎随时随地都需要同胞的协助，要想仅仅依赖他人的恩惠，那是绝对不行的。他如果能够刺激他人的利己心，使其有利于他，并告诉其他人，给他做事是对他们自己有利的，他要达到目的就容易得多了……请给我们我所要的东西吧，同时，你也可以获得你所要的东西——这句话是交易的通义。我们所需要的相互帮忙，大部分是依照这个方法取得的。

我们每天所需的食物和饮料，不是出自屠户、酿酒师或面包师的恩惠，而是出自他们利己的打算。我们不说唤起他们利他心的话，而说唤起他们利己心的话。我们不说自己有需要，而说对他们有利。社会上，除乞丐外，没有一个人愿意全然靠别人的恩惠过活。

一个人……既不打算促进公共的利益，也不知道自己是在何种程度上促进那种利益……他所盘算的也只是他自己的利益。在这种场合下，像在其他许多场合一样，他受着一只看不见的手的引导去尽力达到一个并非他本意想要达到的目的。也并不因为不是出于本意，就对社会有害。他追求自己的利益，往往使他能比在真正出于本意的情况下更有效地促进社会的利益。

（亚当·斯密.国民财富的性质及原因的研究（上卷）.

北京：商务印书馆，2015：12.）

20世纪80年代苏联和东欧的解体是20世纪后半期世界上最重大的变化。这些国家运行的前提假设是，政府官员能够最佳地配置经济中的稀缺资源。这些中央计划者决定生产什么物品与劳务、生产多少，以及谁生产和消费这些物品与劳务。支撑中央计划的理论是只有政府才能以促进整个社会经济福利的方式组织经济活动。

大部分曾经是中央计划经济的国家已经放弃了这种制度，代之以发展市场经济。在一个市场经济中，中央计划者的决策被千百万企业和家庭的决策所取代。企业决定雇用谁和生产什么；家庭决定为哪家企业工作，以及用自己的收入购买什么。这些企业和家庭在市场上相互交易，价格和利润引导着它们的决策。

乍一看，市场经济的成功是一个谜。毕竟，在市场经济中，没有一个人追求整个社会的经济福利。自由市场包括大量物品与劳务的许多买者与卖者，而所有人主要关心自己的福利。尽管市场中存在的是分散的决策和千百万利己的决策者，但事实已经证明，市场经济在以一种促进总体经济福利的方式组织经济活动方面非常成功。

经济学家亚当·斯密（Adam Smith）在其 1776 年出版的著作《国民财富的性质和原因的研究》中提出了全部经济学中最著名的观察结果：家庭和企业在市场上相互交易，它们仿佛被一只"看不见的手"所指引，并导致了合意的市场结果。

我们学经济学时就会知道，价格就是"看不见的手"用来指引经济活动的工具。在任何一个市场上，当买者决定需求多少时，他们盯着价格；当卖者决定供给多少时，他们也盯着价格。作为买者与卖者决策的结果，市场价格既反映了一种物品的社会价值，也反映了生产该物品的社会成本。亚当·斯密的重要观点是，价格会自发调整，指引这些单个买者和卖者达到某种结果，该结果在大多数情况下会实现整个社会福利的最大化。

亚当·斯密的观点有一个重要的推论：当政府阻止价格根据供求状况自发调整时，它就限制了"看不见的手"对组成经济的千百万家庭和企业的决策进行协调的能力。这个推论解释了为什么税收对资源配置有不利的影响：由于税收扭曲了价格，从而也扭曲了家庭和企业的决策。这个推论还解释了租金控制这类直接控制价格的政策所引起的更大危害。而且，这个推论解释了中央计划经济在苏联和东欧的失败。在中央计划经济国家，价格并不是在市场上决定的，而是由中央计划者规定的。这些计划者缺乏关于消费者嗜好和生产者成本的必要信息（在市场经济中这些信息都反映在价格上）。中央计划者之所以失败，是因为他们在管理经济时把市场上这只"看不见的手"绑起来了。

三、政府有时可以改善市场结果（原理 7）

【知识链接】

有效市场 + 有为政府

政府和市场的关系问题是一个世界性的问题，既是经济理论研究的焦点，也是各国经济发展实践中的难点。回望 40 多年的改革开放历程，我们坚持以发展为第一要务，不断理顺政府和市场的关系，取得了令世人瞩目的巨大成就。

2017 年 1 月，习近平总书记在十八届中央政治局第三十八次集体学习时指出："我们既要遵循市场规律、善用市场机制解决问题，又要让政府勇担责任、干好自己该干的事。"2022 年 10 月，习近平总书记在党的二十大报告中指出，充分发挥市场在资源配置中的决定性作用，更好地发挥政府作用。

经济体制改革的核心问题是处理好政府和市场的关系，使市场在资源配置中起决定性作用和更好地发挥政府作用。实现这一目标，前提是明确界定政府作用的边界，在消除"政府万能或市场万能"等错误观念的同时，又找准政府和市场相互补位、协调配合的结合点，实现"有效的市场"和"有为的政府"。

一是划定管理的边界。进入新时代，需要政府把管理的重心转到"管统筹调控"上去，凡由市场能解决的问题、配置的资源，政府应松绑支持、不要干预；凡属于市场不能解决的问题、失效的配置，必须果断出手、主动补位，切实把该放的放到位，该管的管理好。

二是找准服务的边界。市场能够发挥作用的领域就是价格机制发挥作用、竞争机制比较完善的领域，比如，零售、教育、科技、金融、食品等领域，在这些领域政府应尽快退出，寓管理于服务中，侧重于通过简政放权，积极响应市场的合理诉求，加强和改进公共服务，维护市场秩序，从而更好地释放市场主体的活力和动力。

三是明确引导调控的边界。在社会主义市场经济条件下，必须更加注重兼顾公平与效率。这就决定了政府必须在宏观经济发展中做好引导调控。一方面，在收入分配环节，应通过制度设计和安排，参与国民收入的初次分配和再分配，促进收入在部门间、地区间、社会成员间合理分配，体现社会公平；另一方面，在熨平经济周期环节，应发挥好"看得见的手"的作用，通过财政政策、货币政策、产业政策、人才政策等手段，加强逆周期调节，做好精准调控，调节供给与需求之间、传统部门和新兴部门之间、社会利益和个体利益之间的矛盾，推动经济高质量发展。

［胡金焱.辩证处理好政府和市场的关系.经济日报，2020-02-20（12）.］

如果市场这只"看不见的手"如此有效，为什么我们还需要政府呢？学习经济学的目的之一是提高我们对政府政策的适当作用与范围的认识。

我们需要政府的原因之一：只有在政府实施规则并维持对市场经济至关重要的制度时，"看不见的手"才能发挥其效力。最重要的是，市场经济需要实施产权（property rights）的制度，以便个人可以占有和控制稀缺资源。例如，一个农民预见到他的粮食会被任意人自由地取走，他就不会种庄稼；除非确保顾客在离开前会付费，否则餐馆就不会提供服务；如果有太多的顾客通过非法复制 compact disc（CD）来逃避付费，一家唱片公司就不会生产 CD。我们都依靠政府提供的警察和法庭来保护我们对自己生产出来的东西的权利——而"看不见的手"依靠我们保护自己权利的能力。

　　然而，我们需要政府的另一个原因是"看不见的手"是强有力的，但并不是无所不能的，即市场是有边界的。政府干预经济并改变人们自己选择的资源配置的原因有两类：促进效率或促进平等。这就是说，大多数政策的目标是既要把"经济蛋糕"做大，又要改变这个"蛋糕"的分割方式。

　　先来考虑效率目标。尽管看不见的手通常会使市场有效地配置资源，以使"经济蛋糕"最大化，但情况并不总是这样。经济学家用"市场失灵"这个术语来指市场本身不能有效配置资源的情况。市场失灵的一个可能原因是外部性，它是指一个人的行为对第三方福利的影响。外部成本的经典例子是污染。市场失灵的另一个可能原因是市场势力，它是指单个人（或一小群人）不适当地影响市场价格的能力。例如，假设一个小镇里的每个人都需要水，但只有一口井，这口井的所有者就不会受到残酷竞争的限制。而正常情况下，"看不见的手"正是以这种竞争来约束个人的利己行为。在存在外部性或市场势力的情况下，设计良好的公共政策可以提高经济效率，这就是公共经济学产生的原因。

　　现在来考虑平等目标。即使"看不见的手"带来了有效率的产出，它也不能消除经济福利上巨大的不对称。市场经济根据人们生产其他人愿意购买的东西的能力来给予其报酬。世界上最优秀的篮球运动员赚的钱比世界上最优秀的棋手多，只是因为人们愿意为看篮球比赛付比看棋类比赛更多的钱。"看不见的手"并没有保证每个人都有充足的食物、体面的衣服和充分的医疗，这种不平等要求政府进行干预。实际上，许多公共政策，例如所得税和福利制度的目标就是要实现更平等的经济福利分配。

　　我们说政府有时可以改善市场结果并不意味着它总能这样。公共政策并不总是能促进公平或者效率的，因为它是由并不完善的政治程序制定的。有时所设计的政策只是为了有利于政治上有权势的人，有时政策是由动机良好但信息不充分的领导人制定的。当你学会了经济学以后，你就能更好地判断一项政府政策什么时候是正确的（因为它促进了效率或者平等），而什么时候是不正确的。

第三节　经济如何运行

　　本章前两节分别从个人如何决策、个人决策的相互影响讨论了经济行为，本节内容讨论整个经济的运行。

一、一国的生活水平取决于它生产物品与劳务的能力（原理 8）

【知识链接】

破解制约全面建成小康社会的重点难点问题

　　20 世纪 80 年代，邓小平同志确立了我国分"三步走"实现现代化的奋斗目标。三步中的第一步是实现"温饱"，第二步是实现"小康"，第三步是基本实现现代化。从小康目标的提出，到党的十八大提出全面建成小康社会，我们党根据形势变化，契合时代脉搏提出发展理念和发展战略。从以经济建设为中心、发展是硬道理，到发展是党执政兴国的第一要务，坚持以人为本、全面协调可持续的科学发展观，再到创新、协调、绿色、开放、共享发展理念，贯穿的一条主线就是建设小康社会，经济是基础、是支撑。发展是解决中国一切问题的金钥匙，是解决中国所有问题的关键。经济不发展，一切都无从谈起。

[陈宝生.破解制约全面建成小康社会的重点难点问题.

光明日报，2016-07-23（1）.]

世界各国生活水平的差别是惊人的。在 2008 年，美国的人均收入约为 47000 美元。同一年，墨西哥的人均收入为 10000 美元，而尼日利亚的人均收入只有 1400 美元。毫不奇怪，这种平均收入的巨大差别反映在生活质量的各种衡量指标上。高收入国家的公民比低收入国家的公民拥有更多电视机、更多汽车、更好的营养、更好的医疗保健，以及更长的预期寿命。

随着时间的推移，生活水平的变化也很大。在美国，从历史上看，收入每年增长 2% 左右（根据生活费用变动进行调整之后）。按这个增长率，人均收入每 35 年翻一番。在过去一个世纪中，人均收入增长了 8 倍左右。

用什么来解释各国之间和不同时期生活水平的巨大差别呢？答案非常简单。几乎所有生活水平的差别都可以归因于各国生产率的差别，即每一单位劳动投入所生产的物品与劳务数量的差别。在那些每单位时间工人能生产大量物品与劳务的国家，大多数人享有高生活水平；在那些工人生产率低的国家，大多数人必须忍受贫困的生活。同样，一国的生产率的增长率决定了它的平均收入的增长率。

生产率和生活水平之间的基本关系是简单的，但它的意义却是深远的。如果生产率是生活水平的首要决定因素，其他因素就应该是次要的。例如，有人想把 20 世纪美国工人生活水平的提高归功于工会或最低工资法，但真正的原因是他们不断提高的生产率。另一个例子是，一些评论家声称，20 世纪 70 年代和 80 年代美国收入增长放缓是由于与日本和其他国家日益激烈的竞争。但真正的敌人不是来自国外的竞争，而是美国生产率增长的放缓。

生产率与生活水平之间的关系对于公共政策也有深远的影响。在考虑任何一项政策如何影响生活水平时，关键问题是这项政策如何影响我们生产物品与劳务的能力。为了提高生活水平，决策者需要通过让工人受到良好的教育、拥有生产物品与劳务需要的工具及获取最好的技术，来提高生产率。

二、政府发行过多货币时物价上升（原理 9）

【知识链接】

通货膨胀是货币现象

1935 年 11 月 4 日，国民党政府宣布实行法币制度，以法币作为流通中的唯一通货，而且不能兑现，这就为国民党政府实施通货膨胀政策奠定了基础。自法币政策实施后，国民党政府就逐步增大了纸币的发行量，1935年11月法币的发行额为4.57亿元，到七七事变前的1937年6月，法币发行额已经增为14.07亿元，在1年零7个月中，法币增发了近10亿元，其中4亿元是抵补从流通中收回的银圆，其余近6亿元就是实际增发的纸币。

从同期物价上涨情况来看，物价指数由1935年10月的94.1涨为1936年12月的118.8，到1937年6月更涨为126.1，自1935年11月到1937年7月，物价上涨34.03%。法币已开始贬值，通货膨胀已露端倪。为了平衡战时收支，弥补财政赤字，国民党政府实施了通货膨胀政策，大肆滥发纸币。法币的发行额由1937年6～12月的16.4亿元，增至1940年12月的78.7亿元，此后发行额更是直线上升，到抗战结束的1945年12月，竟高达10319亿元。法币发行额如此剧增，加剧了物价的上涨，物价上涨指数亦急剧上升，1937年1～6月为100，到1940年为513，到1945年竟达到163160。1945年8月日本投降时法币的发行量为5569亿元，1946年12月为37261亿元，1947年12月为331885亿元，到1948年8月法币崩溃时已高达6636944亿元。短短三年时间，法币的发行量即增加了1190余倍。

大量发行不兑现纸币，必然使币值猛跌，物价随之不断暴涨。1948年8月，上海、南京、汉口的批发物价指数已为抗战前上半年的600余万倍，天津为750万倍。此时，法币已贬值到不及它本身纸张和印刷费的价值了，从而使法币彻底崩溃。

[李国环 . 论国民党政府统治时期的通货膨胀 .
南京经济学院学报，1996（4）：35–38.]

1921年1月，德国一份日报的价格为0.3马克。不到两年之后，也就是1922年11月，一份同样的报纸价格为7000万马克，经济中所有其他价格都以类似的程度上涨。这个事件是历史上通货膨胀最令人震惊的例子。20世纪70年代期间，美国物价总水平翻了一番多，当时的杰拉尔德·福特（Gerald Ford）总统称通货膨胀是"公众的头号敌人"。

通货膨胀是指经济中一般物价总水平的持续、显著上升。通货膨胀的程度称为通货膨胀率，一般以消费者物价指数CPI来表示，并作为通货膨胀类型划分的标准。分别将通货膨胀率小于10%、10%～100%、100%以上的情况称为温和的、奔腾的、恶性或者超级的通货膨胀。

也有按形成原因为标准，划分为需求拉动式、成本推动式、结构式通货膨胀。①需求拉动式通货膨胀：又称超额需求通货膨胀，是指总需求超过总供给所引起的一般价格水平的持续显著的上涨。②成本推动式通货膨胀：又称成本通货膨胀或供给通货膨胀，是指在没有超额需求的情况下，由于供给方面成本的提高所引起的一般价格水平持续和显著的上涨。③结构式通货膨胀：西方学者通常用生产率提高快慢不同的两个部门说明结构性通货膨胀。由于生产率提高的快慢不同，两个部门的工资增长的快慢也应当有区别。但是，生产率提高慢的部门要求工资增长向生产率提高快的部门看齐，结果使全社会工资增长速度超过生产率增长速度，因而引起通货膨胀。

高通货膨胀会让社会付出各种代价，产生不好的经济效应，如增加经济成本、不同利益群体间转移财富等。所以世界各国都把保持低通货膨胀作为经济政策的目标之一。在通货膨胀发生的过程中，在私人和政府之间也会产生财富的转移，政府多印钞票，政府的购买力就会增加，而民众的购买力就会下降，这实际上是政府向民众征收的一种无形的税——"通货膨胀税"。

是什么引起了通货膨胀？人们往往有个错误印象，认为通货膨胀是由某些企业造成的。实际上，只是这些企业对即将来临的通货膨胀预先做出的反应。在大多数严重或持续的通货膨胀情况下，罪魁祸首是货币量的增长。因此，货币学派代表弗里德曼指出，通货膨胀时时处处都是一种货币现象。当一国政府发行了大量本国货币时，货币的价值就下降了。在 20 世纪 20 年代初的德国，当物价平均每月上升 3 倍时，货币量每月也增加了 3 倍。美国的情况虽然没有这么严重，但从美国的经济史中也可以得出类似的结论：20 世纪 70 年代的高通货膨胀与货币量的迅速增长是相关的，而近年来经历的低通货膨胀与货币量的缓慢增长也是相关的。

三、社会面临通货膨胀与失业之间的短期交替关系（原理 10）

【知识链接】

稳定物价和充分就业的宏观调控政策

2022 年末城镇调查失业率降到 5.5%，居民消费价格上涨 2%。保持物价总体平稳，十年来我国居民消费价格涨幅稳定在 2% 左右的较低水平。

在对 2023 年政府工作的建议中，提出的发展主要预期目标是：城镇调查失业率 5.5% 左右；居民消费价格涨幅 3% 左右。

强化就业优先政策导向。把稳就业作为经济运行在合理区间的关键指标。着力促进市场化社会化就业，加大对企业稳岗扩岗支持力度。将养老保险单位缴费比例从 20% 降至 16%，同时充实全国社保基金，储备规模从 1.8 万亿元增加到 2.5 万亿元以上。实施失业保险基金稳岗返还、留工培训补助等政策。持续推进大众创业万众创新，连续举办 8 届全国双创活动周、超过 5.2 亿人次参与，鼓励以创业带动就业，加强劳动者权益保护，新就业形态和灵活就业成为就业增收的重要渠道。做好高校毕业生、退役军人、农民工等群体就业工作。

（李克强：政府工作报告——2023 年 3 月 5 日在第十四届全国人民代表大会第一次会议上，http://www.gov.cn/gongbao/content/2023/content_5747260.htm）

货币学派的观点是，物价水平高主要是货币量增加的结果，但短期中问题就变得更为复杂而且更具争议性。大多数经济学家是这样描述货币注入的短期效应的：经济中货币量增加刺激了社会的整体支出水平，从而增加了对物品与劳务的需求。需求的增加随着时间推移，会引起企业提高物价，但同时，它也鼓励企业雇用更多的工人，并生产更多的物品与劳务。雇用更多的工人意味着更少的失业。上述推理过程得出一种在整个经济范围内的最终的权衡取舍：通货膨胀与失业之间的短期权衡取舍。

尽管一些经济学家对这些观点仍然有疑问，但大多数经济学家承认，社会面临通货膨胀与失业之间的短期权衡取舍。这就意味着，在一两年的时间内，许多经济政策朝相反的方向推动通货膨胀与失业。无论通货膨胀和失业是从高水平开始（如20世纪80年代初的情况）、从低水平开始（如20世纪90年代后期的情况），还是从这两者之间的某个水平开始，决策者都面临这种权衡取舍。

决策者在运用各种政策工具时，可以利用通货膨胀和失业之间的这种短期权衡取舍关系。决策者可以通过改变政府支出量、税收量和发行的货币量来影响对物品和劳务的总需求。需求的变动反过来又影响经济在短期中所经历的通货膨胀和失业的组合。由于这些经济政策工具具有如此大的潜在力量，因此，决策者应该如何运用这些工具来控制经济一直是个备受争议的问题。二者的短期权衡取舍关系将在本书第八章"曲"径通"优"中，运用菲利普斯曲线详细介绍。

这种争议在美国奥巴马总统任期的最初几年又激化了。在2008年和2009年，美国和世界上其他许多国家的经济都经历了严重的衰退。由住房市场的不良拖欠引起的金融危机问题扩散到经济的其他部分，从而引起了收入下降和失业激增。决策者的反应是以各种方式增加物品与劳务的总需求。奥巴马总统采取的首要措施是包含减税和增加政府支出的刺激性的一揽子计划。同时，美国的中央银行美联储也增加了货币供给。这些政策的目标是减少失业。但是，一些人担心，随着时间推移，这些政策也会引起过高的通货膨胀。

【思考题】

1. 为什么人们经常面临取舍？
2. 市场中的那只"看不见的手"在做什么？
3. 政府这只"看得见的手"在做什么？
4. 市场和政府的"两只手"如何各司其职？

第二章　理性消费 ▷▷▷▷

为了满足各种需要，人们使用货币换取商品，从而获得商品的使用价值，在使用过程中获得效用，这就是消费。消费者在确定商品购买量时会重点考虑价格，一般情况下，价格上涨时，消费者会减少商品的购买量；反之，则增加购买量。在拥有货币量、消费偏好、商品价格等因素不变的前提下，消费者理性分配货币以获得最大效用，此时不同商品购买量的组合称为消费者均衡。2013 年以来，消费驱动内需战略日益推进，如何扩大居民消费促进经济发展，是我国当前制定经济政策要重点考虑的一个因素。

第一节　为什么消费

【知识链接】

"商人"的起源

4000 多年前，黄河流域居住着一个古老的部落，他们的首领叫契，契由于跟随大禹治水有功，被封到商邑（今河南商丘），他的部族也就是商族。契的第六世孙王亥聪明多谋，驯服了牛，并发明牛车作为运输工具，因此使部落农业得到快速发展，促进了农业和畜牧业、农业和手工业的分工，各种产品的剩余逐渐多了起来。王亥就让族人赶着牛车到周围的部落进行贸易，有效缓解了农牧产品的过剩，同时也满足了周围部落的人对一些产品的需求。因为商族的人擅长这种职业，从时间和人数上看，又最早最多，所以周围一些部落的人们慢慢地形成了一个习惯认识，一见到做买卖的人便认为是商族人，称他们为"商人"。于是"商人"便成了做买卖的代名词，这就是"商人"称呼的由来，王亥也被称为中国商业第一人，即中国商业的鼻祖。王亥通过商业贸易，使商族逐步强盛起来，到了契的第十四代孙汤时，商已成为东方一个比较强大的方国，"玄王勤商，十有四世而兴"（《国语·周语下》）。后来在此基础上，汤推翻了夏桀的统治，建立了商朝。

由"商人"这个词的来历看，商品消费行为在我国由来已久，至少从四千多年前就已经存在了。

[李立新，赵永莉.殷商文化起源于商丘谫论.
中州学刊.2021（6）：117-122.]

每一个人从呱呱坠地开始，一生都在使用和消耗各种物品，通过使用和消耗各种物品来满足自己的各种生活需要，从而保证我们能在这个世界上正常地生存和生活下去。在商品经济社会中，我们对外部物品的获得更多的就是要通过消费行为来实现，也就是通过支付货币，到市场上换取我们需要的物品，通过利用该物品的效用，满足我们的生活需要。在经济学中，为了研究消费，我们需要先介绍几个概念。

一、需要、欲望和需求

需要（need）、欲望与需求（demand）是我们在生活中经常用到的三个名词，他们之间有着十分密切的联系，在经济学中，他们又有着严格的区别。

（一）需要

需要（need）指一个人在生存和发展过程中，认为其生理和心理上对某种事物的缺乏及对消除这种缺乏的诉求。需要是一个在日常生活中使用的一般性概念，侧重于对客观现实的描述，它也是促使人们产生消费行为的原始动机。美国著名心理学家马斯洛把人的需要进行归纳总结，提出了"需要层次理论"（Maslow's hierarchy of needs），这一理论一般也翻译为需求层次理论，这里的需求指的其实就是一般意义上的需要（need），和经济学范畴的需求（demand）不是等同的概念。经济学中的需求有其专门含义，下文再专门探讨。

马斯洛把人类的需要划分为生理需要（physiological needs）、安全需要（safety needs）、爱和归属感（love and belonging）、尊重（esteem）和自我实现（self-actualization）5个层次。一般来说，当某一低层次的需要得到满足以后，人们就会自然而然地想要追求高一层次的需要。如果想要追求的需要得不到满足，就会感到怅然若失或闷闷不乐。其需要愈重要，这些感觉就愈强烈，要求弥补和被满足的动机也愈紧迫。为了满足某种需要，人们首先寻求能满足自身需要的物品，如果不能寻求到能满足自己需要的物品，便会压抑需要。

（二）欲望

欲望是指想要得到某种东西但还没有得到时的一种心理感觉。和需要不同，欲望更侧重于表达一种心理感受，是建立在需要基础上的想要得到某种东西或想达到某种目的的愿望。

我们常说，世界上最广阔的是天空，比天空更广阔的是人的心灵。因此，人类的欲望也是多种多样的，有些是符合人的正常生活需要，对人生有积极作用的，比如饿思食、寒思衣等对拥有生活必需品的欲望，对求知的欲望。但是，当心理极度膨胀起来以后，欲望也会变得没有边际、贪得无厌，对人生产生消极作用，比如对金钱权力的过度追求，我们常说"欲壑难填"，就是指的超出正常生活需要、极度膨胀的欲望。

心理学家认为，"幸福来自内心的平静"。从根本上说，幸福只是我们内心的一种感受，不加约束的欲望只会让人心理失衡、逐物迷心，带来不尽的烦恼，知足者才能常乐。

（三）需求

《现代汉语词典》中对需求的定义是"由需要而产生的要求"。也就是说需求是人在需要某种物品的基础上，进一步产生的拥有该物品的愿望。对于消费者来说，可能自己有充足的货币通过商品交易拥有该物品，也可能没有足够的货币通过商品交易拥有该物品。经济学的使命之一就是研究在资源稀缺的前提下，如何能够使所有的资源都发挥出最大的效能。人们手中的货币也是一种资源，也是经济学研究的范畴，由于没有支付能力的购买愿望对于商品交易来说基本是没有意义的，因此，在经济学中，为了研究的方便，经济学家们对"需求"的概念进行了专门的定义。

在经济学中，需求专指在一定的价格水平下，消费者愿意而且有支付能力的购买愿望，这种需求也称为"有效需求"。如果一个人只是想要拥有某一种物品，但是却没有足够的支付能力来购买该物品，那么这种愿望只能是一种需要。由于这种需要不可能成为事实上的消费行为，也就不可能影响企业的成本效益，不需要进行经济计算，因此对经济学的研究也就基本上没有太大的意义。比如汽车作为一种便捷的交通工具，人人都需要。但对没有购买能力的人来说，汽车的需要只是一种欲望，只有对具有足够支付能力的人来说才是经济学中的需求。因此，并非所有人的需要都能转化为需求，也并非所有人的欲望都能得到实现，购买能力是问题的关键，人类欲望无限，而购买能力有限。在市场经济条件下，人的需求表现为市场需求，当价格一定时，消费者购买能力的高低决定着市场需求的实现程度，而市场需求是企业销售活动的前提。

二、效用

效用是指消费者在消费商品时所感受到的满足程度。人们之所以要消费商品，是因为通过消费，我们的一些欲望能得到满足。例如，食品能充饥，房子能遮风避雨，看书能学习知识，这种从商品的消费中得到的满足感称为效用。一种商品对消费者是否具有效用，取决于消费者是否有消费这种商品的欲望，以及这种商品是否具有满足消费者欲望的能力。效用这一概念与人的欲望是联系在一起的，它是消费者对商品满足自己欲望的能力的一种主观心理评价。

虽然效用只是一种主观心理评价，无法准确地量化，但我们可以从每个人的行为中"看"出效用也是有大小的。比如一个消费者在买一本书之前，先要看一看它的内容，至少是目录、介绍、前言、后记之类的，然后看一下它的定价，衡量一下是否值得买。如果他认为这本书对自己的效用小于定价，他是不会掏腰包的，只有等于或大于定价时他才会购买。每个人对一本书的效用评价都不一样，所以才最终会有人买，有人不买。

经济学依赖一个基本的前提假设，即人们在做选择的时候倾向于选择在他们看来最能满足自己的欲望，也就是具有最高效用的那些物品和服务。正如俗话所讲，萝卜白菜，各有所爱，也就是说，每个人的欲望是不一样的，有人喜欢抽烟，香烟对于他而言效用就很高，但对于一位不愿意闻烟味的女士来说，香烟就会是效用很低甚至是负效用。很显然，在做决定的时候，烟民自然会把香烟视为至宝，而女士们可能更钟情于化妆品或者衣服之类的商品。因此，消费者愿意花同样的钱换取的商品也是各不相同的。

第二节 需求规律

【知识链接】

"三赢"的家电下乡政策

2008年12月，为了对抗美国开始的全球金融海啸所造成消费性电子产品外销需求急速衰退，扩大内需市场，财政部、商务部、工业和信息化部宣布，自2009年2月1日至2012年11月30日，实施家电下乡政策。全国非城镇户口居民购买彩色电视、冰箱、移动电话、洗衣机、摩托车、电脑、热水器、空调、电动自行车等10类产品，按产品售价的13%，由国家财政资金给予补贴，最高补贴上限为电视机2000元、冰箱2500元、移动电话2000元、洗衣机1000元。

由于政策刺激，全国家电产品销售量快速增长，巨大的市场爆发力让国内家电企业享受到了前所未有的"销售盛宴"，包括海尔、格力、海信、美的、创维等家电企业均在其列。以海尔为例，它在2010年借助家电下乡的政策共实现超过500亿元的销售额，不仅如此，它还借助家电下乡政策成功扩大了销售网络。根据监测，截至2010年底，海尔在全国共新建了6000多个县级专卖店、超过2万个乡镇专卖店及12万个村级根据地，同时，还在全国新建了91个一级物流配送中心，2000个县级专卖店二级配送站。

2012年，全国（不包括山东、河南、四川、青岛四个先行试点、先期结束城市）家电下乡产品销售7991.3万台，实现销售额2145.2亿元，按可比口径计算，同比分别增长22.6%和18.8%。其中，12月份全国家电下乡产品销售498.6万台，实现销售额132.8亿元，同比均增长28.3%。截至2012年12月底，全国累计销售家电下乡产品2.98亿台，实现销售额7204亿元。

（商务部网站 http://www.mofcom.gov.cn）

家电下乡政策使农村居民实现了快速消费升级，使全国的家电企业获得了巨大的市场收益。政策之所以能够获得巨大成功，就是由于它符合市场实际形势，遵循了经济学中的需求规律。

一、需求规律概述

一般而言，某种商品的价格提高，消费者愿意并且能够购买的该商品数量，也就是对该商品的需求就会减少；反之，该商品价格降低，消费者对该商品的需求就会增加，需求的这一特征被称为需求规律。它表明，在其他条件不变的情况下，需求量与价格呈反方向变动关系。

　　需求规律可以通过价格变动的效应来解释。一方面，由于收入有限，消费者必须在不同商品上配置收入，在其他商品价格保持不变的条件下，一种商品的价格提高，该商品相对于其他商品变得昂贵，所以消费者就会减少该商品的购买转而购买其他商品。另一方面，价格提高又使得消费者的收入相对变少，从而减少相关商品的购买。两种效应共同作用，使得消费者对商品的需求减少。反之，一种商品价格降低，消费者对于该商品的需求将会增加，商品的销售量就会提高。前文家电下乡的例子，就是由于实行了国家财政补贴政策，相当于商品降价了13%，从而使农村居民增加了家电的购买量。

二、需求规律的例外

　　对于一般商品来说，需求和价格的关系都是符合需求规律的，也就是随着商品价格的上升需求下降，反之亦然。但是，也存在一些特殊商品，需求和价格不符合这种规律，主要有以下几种例外情况。

（一）需求完全无弹性商品

　　生活中，由于某种原因，人们必须消费某些商品，而且消费量又几乎是固定不可改变的，因此当价格提高或减少时，商品的需求量仍将维持在一个固定的数量水平上，即不随价格变动而变动，比如食盐、自来水、天然气、一些必用药品、急诊手术等。

（二）需求完全有弹性商品

　　消费者对商品的价格极其敏感，当商品的价格稍微低于现有价格时，商品的需求会变得似乎无穷大；当商品价格稍微高于现有价格时，商品的需求会马上变为零。比如，市场上质量相当的农产品，当一个农户哪怕将价格提高一分钱，可能都会导致销售量的急剧下降。

（三）消费者的需求和价格呈正向变动关系

　　1. 炫耀性商品　有些商品需求者消费的目的是满足炫耀财富、尊贵身份等目的，因此，当此类商品价格提高时，消费者出于攀比炫耀的心理，商品的销售量反而会增加。在实际的企业营销活动中，往往会利用这一规律，给一些具有奢侈品性质的新上市产品设定比较高的价格。如豪华游艇、奢侈品服装、珠宝首饰等奢侈品。

　　2. 投机性商品　有些商品尤其是金融商品、收藏品，需求者买入的目的不是为了其使用价值，而是为了等到市场价格上升后卖出，从而低买高卖赚取差价。因此，消费者当然希望此商品价格上涨，并且越具有上涨空间的商品需求越大，当商品价格提高时，消费者反而会增加对该商品的购买量，即买涨不买跌，如股票、债券、黄金、古董、邮票等。

　　3. 吉芬商品　1845 年，英国统计学家吉芬发现，由于爱尔兰发生灾荒，土豆的价格升高，而土豆的购买量却没有减少，反而增多了，由于这一现象和需求规律不一致，而且很长时间内没有得到合理解释，因此被称为"吉芬难题"，有这种性质的商品被称为"吉芬商品"。后来的经济学家经过分析，认为吉芬难题的存在是由于土豆是一种特殊的低档商品，在当时的爱尔兰，购买土豆的支出在贫困家庭消费中占很大比例，土豆价格的上升使人们的收入水平大幅下降，人们更加无力购买其他普通食品，只好大幅增加对劣等物品土豆的购买量，用以满足对食品的需求。

第三节　消费者均衡选择

【知识链接】

"珍珠翡翠白玉汤"的故事

传说明朝开国皇帝朱元璋在打天下的时候，有一次打了败仗连夜逃跑。当时正值冬季，朱元璋冒着大雪逃到了一个农户家里，由于几天没吃东西了，又冷又饿。农妇见状，就把自己家里仅有的冻白菜帮子、冻豆腐，还有捡来的土豆，放在一起做了一锅炖菜。朱元璋狼吞虎咽，很快就把一锅炖菜都吃了，吃完顿时感觉浑身暖和了，精神也恢复了。朱元璋觉得从来没吃过这么好吃的东西，就问："这是什么菜，怎么这么好吃？"农妇不好直言，就说："这叫珍珠翡翠白玉汤。"

后来，朱元璋做了皇帝，天天锦衣玉食，享尽了山珍美味，吃得腻了，就没有了胃口。有一天朱元璋忽然想起了当年落难之时吃得那么好吃的"珍珠翡翠白玉汤"，想要再吃一次。于是昭告天下，寻找到当年救了自己命的那家人。找到以后，女主人按着吩咐为朱元璋又做了一回"珍珠翡翠白玉汤"，可是朱元璋再也吃不出当年的味道了。

这个故事从经济学的角度来分析，朱元璋之所以对"珍珠翡翠白玉汤"的口感前后产生巨大落差，就是因为"珍珠翡翠白玉汤"对他的边际效用递减了，这种现象被称为基数效用论中的边际效用递减规律。

（李仁君经济学茶座 46‖ 边际效用递减的故事 https：//mp.weixin.qq.com/s?__biz=MzI4NzY5Mjk1OA==&mid=2247494516&idx=1&sn=d8c5bde6d678b110889d3996dd3f6798&scene=21#wechat_redirect）

一、基数效用论与序数效用论

为了衡量商品效用的大小，经济学家提出了两种衡量商品效用大小的方法，分别称为基数效用论和序数效用论。

1. 基数效用论　效用如同长度、重量等概念，是可以具体量化并加总求和的，具体的效用量之间的比较是有意义的。表示效用大小的计量单位被称为效用单位。例如：对某消费者而言，看一场精彩的演唱会的效用为 10 效用单位，吃一顿北京烤鸭的效用为

8 效用单位，则这两种消费的效用之和为 18 效用单位。

2. 序数效用论　效用如同香、臭、美、丑一样无法具体量化，也不能加总求和，效用之间大小的比较只能通过顺序或等级表示，也就是不同商品的效用大小只能排列第一、第二、第三的顺序，是不能加总求和的。例如，消费者消费了巧克力与唱片，他从中得到的效用是无法量化的，也无法加总求和，但他可以比较消费这两种物品所得到的效用大小。如果他认为消费一块巧克力所带来的效用大于消费唱片所带来的效用，则消费一块巧克力的效用排在第一，消费唱片的效用就排在第二。

对于消费者来说，在拥有的货币量一定的前提下，总是希望能够交换到的商品总效用越大越好，如何把有限的货币分配购买不同的商品，才能得到最大的总效用，实现购买行为的最满意状态，这被称为消费者均衡。对于基数效用论者和序数效用论者，各有其实现消费者均衡的分析方法。

二、基数效用论的均衡选择

我们都有过这样的生活经验，当我们非常饥饿的时候，会觉得烧饼非常好吃，吃一个烧饼可以给我们带来非常大的心理满足感。吃完一个烧饼如果再吃第二个烧饼，就会觉得心理上的满足感没有第一个那么大了，也就是我们得到的效用没有第一个那么大了。如果吃完第二个烧饼已经饱了，再勉强吃第三个烧饼，就会觉得肚子有些撑了，有了不舒服的感受，用效用的概念分析，就是第三个烧饼带给我们负效用了。这种随着消费数量增加，新增加的一单位商品带给消费者的效用越来越低的现象，被称为边际效用递减规律。这一规律在绝大多数物品中是普遍存在的，比如对于有钱人来说花钱总是容易大手大脚，不是那么珍惜，对于穷人来说花钱的时候就特别小心，因为有钱人从心理上认为钱对他的重要性比穷人降低了，也就是效用比穷人小了。前文例子中，朱元璋之所以前后对"珍珠翡翠白玉汤"的味道感觉产生巨大落差，就是由于经过长期食用珍馐美味，他的口感变得极其挑剔，此时"珍珠翡翠白玉汤"的边际效用远远低于落难时给他带来的边际效用，因此，也就不再觉得那么美味可口了。

按基数效用论的观点分析，在消费者拥有的货币量一定量的前提下，消费者要想使自己得到最大的总效用，也就是实现消费者均衡，应该使自己所购买的各种商品的边际效用与价格之比相等；或者说，消费者应该使自己花费在各种商品购买上的最后一元钱所带来的边际效用相等。假设消费者购买 A、B 两种商品，如果最后一元钱从 A 上获得的效用大于 B，消费者就会增加对 A 的购买，减少对 B 的购买，从而增加总效用。按照边际效用递减规律，由于对 A 的购买量增加，此时 A 的边际效用会降低，而 B 的边际效用会增加，这样两者的边际效用就会趋于相等。

三、序数效用论的均衡选择

为了分析序数效用论的消费者均衡，我们需要引入边际替代率、无差异曲线和预算线的概念。

（一）边际替代率

假设消费者购买两种商品 A 和 B，在维持效用水平或满足程度不变的前提下，消费者增加消费一单位 A 商品，就必须放弃消费一定数量的 B 商品，这个放弃消费 B 商品的数量，称为 B 商品对 A 商品的边际替代率，如果用公式表达就是：

$$RCS_{BA} = \frac{\Delta X_A}{\Delta X_B} \qquad (2.1)$$

其中，ΔX_A 和 ΔX_B 分别表示商品 A 和商品 B 的变化量。边际替代率的概念描述了消费者愿意用一种商品交换另一种商品的数量比例关系。假如消费者手里有一些苹果，他愿意用其中 1 斤苹果交换别人的两斤橘子，那么对该消费者来说，此时橘子对苹果的边际替代率就是 0.5，也就是说 1 斤橘子能带来和 0.5 斤苹果同等的效用。

一般来说，在效用水平保持不变的前提下，随着消费者对 A 商品消费量的连续增加，消费者为得到每一单位的 A 商品所愿意放弃的 B 商品的数量是递减的，这就是边际替代率递减规律。以上文的例子来看，之所以存在边际替代率递减规律的原因在于，随着消费者拥有橘子数量的增加和对拥有苹果数量的减少，他对橘子的偏爱程度会越来越小，而对苹果的偏爱程度会越来越大。因此，他愿意用橘子交换等量苹果的数量也会越来越多，物以稀为贵，这也是人之常情。

（二）无差异曲线

假设消费者购买苹果和橘子两种商品，在保持某一相同的总效用水平或者满足程度的前提下，可以有很多个两种商品的数量组合，把所有的这些数量组合作为坐标值画在坐标图中，我们就得到了该效用水平下的一条无差异曲线（表 2–1、图 2–1）。

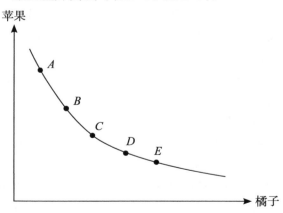

表 2–1　消费者的无差异表

商品组合	苹果	橘子
A	7	6
B	6	7
C	5	9
D	4	12
E	3	16

图 2–1　无差异曲线

如图 2–1 所示，在这条无差异曲线上的任意一点，苹果和橘子两种商品数量组合所产生的总效用水平是一样，当消费者增加对苹果的购买量的时候，由于受拥有的货币量的限制，就必须减少对橘子的购买量；但是，苹果和橘子产生的总效用量是不变的。由于边际替代率是递减的，所以这条曲线是凹向原点的。

（三）预算约束线

假设消费者有一定量的货币，打算用来全部购买两种商品，把所有可能的两种商品的组合作为坐标值，画在坐标图中，就得到了一条预算约束线 I（图2-2）。

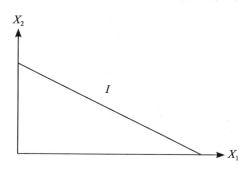

图2-2 预算约束线

如果以 I 表示消费者的既定收入，以 P_1 和 P_2 分别表示已知的商品 1 和 2 的价格，以 X_1 和 X_2 分别表示商品 1 和商品 2 的数量，预算约束线的方程为：

$$I=P_1X_1+P_2X_2 \tag{2.2}$$

该式表示：消费者的全部收入 I 等于他购买商品 1 的支出与购买商品 2 的支出的总和。该预算约束线的斜率为 $-P_1/P_2$。

（四）消费者的均衡选择

如果把无差异曲线和预算约束线放在一个坐标图里（图2-3），可以看出，在预算约束线和某一效用水平的无差异曲线的切点处，消费者可以得到在他可能购买的所有商品组合里效用最大的商品组合。此时，无差异曲线 U 上两种商品的边际替代率等于预算约束线斜率的绝对值。

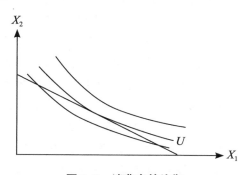

图2-3 消费者的均衡

在无差异曲线 U 的下方，所有的无差异曲线都和该消费者的预算约束线有两个交点，表示消费者可以购买交点处的商品组合数量。但是，此时所有的无差异曲线代表的效用都是低于无差异曲线 U 的。

在无差异曲线 U 的上方，所有的无差异曲线代表的效用都大于无差异曲线 U，但是它们和预算约束线都没有交点。因此，消费者支付不起购买这些无差异曲线上的任何一种商品组合所需的货币。

因此，按照序数效用论的观点分析，消费者均衡的实现条件是在一定的收入约束条件下，消费者选择购买两种商品的数量组合是使得此时两种商品的边际替代率等于预算线的斜率绝对值，也就是两种商品的价格之比。用公式来表示就是：

$$RCS_{12} = \frac{P_1}{P_2} \tag{2.3}$$

第四节　消费的作用

【知识链接】

影响深远的 1929 年世界经济危机

1929 年西方资本主义国家爆发了严重的经济危机。经济危机爆发前，第二次工业革命已经完成，人类开始进入电气时代，几乎所有的工业都受到科学的影响，使企业的产品生产能力得到大幅提高。以美国为例，1923—1925 年的工业生产指数设为 100，1921 年的美国工业生产指数仅为 67，而到 1929 年 6 月时上升到 126。因此西方各国的经济在生产能力上都呈现出前所未有的"繁荣"。经济的繁荣直接体现在股票市场中，1929 年夏天美国股票价格的增长幅度已经超过以往所有的年份，然而被虚假繁荣所迷惑的人们并没有意识到问题的可怕性，反而一些实业家和经济学家甚至是政府领导人都表示对未来美国经济持续增长充满信心，美国财政部部长安德鲁·威廉·梅隆于 1929 年初曾向公众保证："现在没有担心的理由，繁荣的高潮仍将继续下去。"

工业产品的产量在不断地攀升，工厂中工人的生产率也在持续地增加，1920—1929 年的几年里，工人的生产率平均增加 55%，然而工人的工资平均每小时只增加 2% 左右，出现了工资的增长幅度严重落后于生产率的情况，致使美国工人阶级的消费能力大打折扣。同时，由于农产品价格的不断下降及税收与生活成本的逐渐上升，约占美国总人口 1/5 的农民的生活也陷入困境。收入的不平衡与贫富差距的扩大导致有效需求严重不足，加上美国银行、证券监管制度的缺陷，以及西方资本主义国家不主张政府对经济过多施加干预的基本经济思想，放任下的美国股市于 1929 年 9 月 29 日迎来了"黑色星期二"，股市像高空中下降的铁球一样开始崩盘，当天的道琼斯指数一泻千里，暴跌 22%，拉开了长达 10 年之久的"大萧条"序幕。此次经济危机的爆发导致大量的银行倒闭、企业与个人破产、数千万工人失业、无数家庭流离失所，数百万人加入乞讨队伍。一些农场主把牲畜丢在峡谷里任其腐烂，把牛奶倾倒掉，只因价格低廉，连回本都是一个奢望。

从 1929 年 5 月—1932 年 7 月，美国工业生产下降了 55.6%，国民生产总值从 1044 亿美元降到 410 亿美元，进口贸易由 45 亿美元降到 13 亿美元，出口贸易从 53 亿美元降为 17 亿美元。经济危机更是波及所有的资本主义国家，使世界人民的生活水平大幅下降。

此次经济危机的本质是生产"相对过剩"的危机，并不是社会生产的总产品量达到了绝对过剩，而是社会的消费能力远低于生产能力。出现这种情况的根本原因在于社会的贫富差距极其严重，当大多数人没有钱消费，商品却源源不断地被生产出来的时候，就势必会引发经济危机。

［李文阔，张雪松.1929 年世界经济危机与凯恩斯宏观经济理论的发展.

内蒙古科技与经济，2020（19）：58-59+61.］

习近平总书记在党的二十大报告中明确指出，未来我们要加快构建以国内大循环为主体、国内国际双循环相互促进的新发展格局，着力扩大内需，增强消费对经济发展的基础性作用。

2022 年 12 月 14 日，在新冠疫情对经济发展的影响逐渐减弱的背景下，中共中央、国务院印发了《扩大内需战略规划纲要（2022—2035 年）》，进一步明确指出，坚定实施扩大内需战略、培育完整内需体系，是加快构建以国内大循环为主体、国内国际双循环相互促进的新发展格局的必然选择，是促进我国长远发展和长治久安的战略决策。

之所以提出这样的经济发展战略，和投资、出口、消费三者在国家经济发展中的关系和各自的特点，以及我们国家过去几十年的经济增长方式和现在面临的国内国际经济发展形势有密切关系。

一、消费在内需中的作用

劳动是一个国家经济增长的根本来源，在马克思的政治经济学中，商品价值是凝结在商品中的无差别的人类劳动。也就是说，一个国家的财富积累从根本上说是全国人民劳动量的积累，想要实现经济长期持续增长，必须为全体人民创造充分的就业机会，让愿意的人充分参与劳动。只有大量的企业能进行产品生产，而且生产的产品能源源不断地被消费者购买使用，才能实现持续充分的就业。所以，对一个国家来说，拉动经济增长的主要有 3 个因素，分别是投资、出口和消费，称为拉动经济增长的"三驾马车"。投资一方面产生形成固定资产所需原材料的购买需求，同时也创造产品生产供给能力；出口是企业生产的产品被国外消费者购买使用；消费是国内消费者对企业产品的购买使用。其中投资和消费由于都是国内购买者对产品的需求，也被合称为内需。

只有企业的产品能够被国内外的消费者源源不断地购买使用，企业才能够回收投入的生产资金，进而投入下一个资金循环过程，持续不断地生产出产品。通过出口和内需这两个资金和产品循环途径，源源不断地创造经济增长动力，实现国民和国家财富的持续增长。如果社会的消费能力不足，生产出来的产品大量积压，没有人购买，企业也就没有办法回收成本、获得利润，进而继续运营下去。1929 年西方资本主义国家之所以发生经济危机，正是由于这个原因。关于投资、出口和消费之间的关系大致可以用图2-4表示。

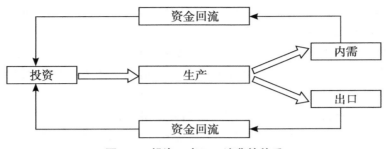

图 2-4　投资、出口、消费的关系

在拉动经济增长的"三驾马车"中，投资对经济增长的拉动作用主要体现在促进钢铁、水泥、建材、建筑等形成固定资产行业的增长。因此，投资的增长受一定限制，不能规模过大，否则就会导致行业的产能过剩，最终成为无效投资。出口由于是外部需求，不可控因素较多，容易受国际经济形势、国外需求状况变化的影响，因而产生较大波动，因此过于依赖出口对一国经济的发展有较大风险。只有消费相对而言没有这些不利因素的影响，对于经济增长的作用空间较大而且相对稳定。因此，一般来说，对于一国经济的增长，消费可以扮演更为重要的角色。从世界经济发展的实践来看，稳定的经济增长要求消费、投资、出口这"三驾马车"要形成协调的比例关系，而消费是拉动经济增长最重要的因素。

二、我国面临的经济发展形势

最近几十年，我国的经济规模实现了突飞猛进的增长，从 2001—2021 年，我国的 GDP 总额从 11.09 万亿元增加到 114.92 万亿元，从世界排名第六位跃居至第二位。在这几十年间，投资和出口对经济增长的贡献很大，远超发达国家这两个因素对经济增长的平均经济贡献率，而消费对经济增长的贡献率则低于发达国家贡献率水平，三者的发展存在不平衡的现象。过度依赖国际大循环而忽视国内市场的培育开发，导致核心技术发展严重受阻，供需结构性失衡，区域发展不平衡，居民收入差距不断扩大等一系列突出的社会经济矛盾。因此，国家审时度势，提出了国内国际双循环新发展格局，强调深化经济结构性改革，更加注重国内大循环及国内经济的良性循环，也是解决这类关键性问题的有效途径。

近些年来，美日及欧洲一些发达资本主义国家为缓解本国经济下行和世界经济衰退的双重压力，高筑贸易壁垒，通过制造业回流、追加预算、严格外资审查等强制性不合理手段将负面效应转嫁他国，扰乱世界经济合作秩序。突然在全球暴发的新冠疫情加剧了这种形势，全球产业链、供应链有所松动，甚至有可能出现一定程度的撕裂或脱钩。为了积极应对全球性挑战，把握错综复杂的国际风云变幻，我国有必要适时调整经济发展战略，实施以国内大循环为主的双循环战略，以保持国内经济健康稳定发展，并发挥全球经济竞争的平衡和缓冲作用。因此，双循环新发展格局的提出，也是我国面对经济发展转型、应对世界逆全球化变局、保证经济可持续发展的主动选择与客观要求。

三、消费在扩大内需战略中的作用

在扩大内需战略中，由于消费的独特优势，对于促进国内大循环的发展可以发挥更重要的作用。

（一）扩大消费是转变中国经济增长机制的根本出路

近些年来，中国经济呈现蓬勃发展的活力；但是，拉动经济增长的三大动力的失衡问题导致重大经济关系失调，结构性矛盾突出，大量的低水平重复建设现象存在，经济发展的不稳定性加大。改变这种失衡状况的根本出路在于，统筹国内发展与对外开放，坚持扩大国内需求，在保持投资适度增长的同时，重点扩大消费需求，形成三大动力协调拉动经济平稳较快发展的良好局面。中国有 14 亿多人口，4 亿中等收入阶层，工业化、城镇化还没有完成，新型工业化、城镇化、信息化正在发展，这些都形成了广阔的市场消费潜力。如果能够打通国内生产、分配流通、消费的各个环节，消费潜力会进一步激发出来，这将会支撑中国经济更长远的发展。

（二）扩大消费是实现经济发展目标的现实需要

由于多年持续的高投资率，存在一些产能过剩现象。因此，对产能过剩行业投资要严格控制，其投资需求将会下降。同时，出口要在多年高基数上再快速增长，也有很大难度，外贸对经济增长的拉动作用也会相对减弱。在上述情况下，要应对和弥补因投资、出口可能出现的变动对经济的影响，增加总需求并保持总供求基本平衡，实现经济平稳较快发展，就必须努力扩大消费需求，增强消费对经济增长的拉动作用。

（三）消费是经济发展的根本动力

国家进行经济建设的目的，就是要通过不断解放和发展社会生产力，最大程度地满足人民群众日益增长的物质和文化生活的需要，要提供更多价廉物美的商品和优质服务，创造更多财富用于发展教育、医疗和文化等事业，营造更好的自然和社会环境。因此，在经济发展中坚持和体现以人为本的要求，努力扩大消费需求就是一个非常重要的方面。只有扩大消费，才能不断提供和增加最终需求，为生产建设找到出路和开拓新的空间，才能真正提高经济增长的质量和效益，使人民群众享受更多的发展成果，为经济社会发展提供强劲动力。

【思考题】

1. 经济学中的需求和一般意义的需要有什么区别？
2. 需求规律的内容是什么？
3. 基数效用论的消费者均衡是怎么实现的？
4. 我国经济发展为什么要实行以国内大循环为主的国内国际双循环战略？

第三章　最优生产 ▷▷▷▷

　　生产是指人类从事创造社会财富的活动和过程。人类时时刻刻开展着各种各样的生产活动。毋庸置疑，生产者希望扩大生产，增加产量。但是伴随着生产的开展，又受到成本增加的掣肘，生产与成本如同硬币的正反面，需要生产者进行权衡。本章将分别从生产的目的和作用、生产函数、成本函数、企业的利润最大化目标等方面展开分析。

第一节　生产的目的及作用

【知识链接】

做新时代的"垦荒人"

　　"花篮的花儿香，听我来唱一唱，唱一呀唱……当年的南泥湾，到处是荒山，没呀人烟。如今的南泥湾，与往年不一般，再不是旧模样，是陕北的好江南。"相信每一个中国人对这首歌曲早已经耳熟能详，它背后讲述的就是抗日战争时期，三五九旅在延安南泥湾开荒的故事。

　　当时中央面对日寇的疯狂进攻和国民党的封锁，再加上陕北根据地连年灾荒，形势严峻。在这样的情况下，1939年毛主席在陕甘宁边区干部生产动员大会上提出要"自己动手，丰衣足食"。1941年3月三五九旅开始进入南泥湾开荒，投入到了轰轰烈烈的大生产运动中去。1940—1944年，三五九旅将农业生产种植面积翻了百倍（从2450—261000亩），收获粮食从200石变成了37000石，实现了肉油菜100%自给和粮食200%自给。在三五九旅南泥湾开荒的鼓舞下，陕甘宁边区的大生产运动得到了全面而广泛的开展，粉碎了日本侵略者和国民党企图饿死困死我边区军民的企图。广大军民通过自力更生基本上实现了丰衣足食，走出了一条奋发图强的新路，也走出了困境。

　　如今面对越来越复杂的全球性问题，面对百年未有之大变局，还要保持"自己动手，丰衣足食"的态度，继承南泥湾老一辈垦荒人的精神品质，做新时代的"垦荒人"。2020年4月，习近平总书记在陕西考察时指出："延安精神培育了一代代中国共产党人，是我们党的宝贵精神财富。"南泥湾精神作为延安精神的重要组成部分，永远不会过时，将永远激励着中华民族的优秀儿女为国家统一、民族复兴、社会和谐、人民幸福而不懈努力。

［张哲浩，杨永林．南泥湾大生产运动：中国历史上从来未有的奇迹．

光明日报，2021-02-03（6）．］

一、获取经济利润

虽然企业大小不一，组织形式也不相同，但其经营都有一个基本目标——获取利润。一般来说，在市场经济中，满足消费者的消费需求并不是企业的直接目的，企业向市场提供产品或服务是为了在销售一定数量的产出之后获得尽可能多的剩余。

企业的利润，等于销售商品的总收益与生产商品的总成本两者之间的差额。收益超过成本的最大差额，亦即利润最大化，这也是企业孜孜以求的目标，是其行为的基本动机。所以，经济学把企业的目标确定为利润最大化。

对经济利润的期待，为企业家提供了动力。企业家为获取经济利润，努力进行创新。创新可能是新技术的引进，也可能是新的组织战略。企业家们在追逐利润的过程中，寻求一种比较便宜的方式，把稀缺资源集中起来生产更有价值的东西，使消费者得到更大的满足。有的企业家作为开路先锋，总是在寻求更好的方式以满足消费者的需求：或者是质量、耐用程度和性能有了提高，或者是产品和服务的价格有所降低。他们发现新的成本结构，能用更有效的方式来生产和提供稀缺的产品或服务。有的企业家模仿在前面开路的企业家，通过模仿，实现了产业化生产，创造出了丰富的产品。有的企业家在市场中寻求机会，进行套利，把整个市场联系在一起，矫正市场过程中的错误，对资源进行创造性的重组，实现了资源的高效配置。

二、实现社会效果

（一）广大居民生活水平持续提高

通过生产，我国从新中国成立初期的"一穷二白"到全面建成小康社会，广大居民生活水平持续提高。这不仅表现在人均国民收入持续增加方面，还表现在居民营养状况、居住条件、医疗卫生条件、接受教育程度明显改善，以及人均预期寿命延长、婴儿死亡率下降和贫困人口减少等方面。

（二）经济增长的基础

我国经济总量连上新台阶。2013—2021年，我国国内生产总值年均增长6.6%，高于同期世界2.6%和发展中经济体3.7%的平均增长水平。2014、2016、2017、2018、2020年，国内生产总值相继跨越60、70、80、90、100万亿元大关，2021年突破110万亿元，达114.4万亿元，按不变价计算为2012年的1.8倍。我国经济占全球份额稳步提升，国际影响力与日俱增。按年平均汇率折算，2021年我国经济总量占世界经济的比重达18.5%，比2012年提高7.2个百分点，稳居世界第二位。2013—2021年，我国对世界经济增长的平均贡献率超过30%，居世界第一。

（三）就业的承载者

根据奥肯定律，GDP 每增加 2%，就业率大约上升 1%。随着我国经济发展，也创造出大量的就业机会。党的十八大以来，伴随着经济转型升级、供给侧结构性改革及高质量发展的持续推进，新业态、新模式层出不穷，我国就业结构持续优化。新经济就业以其就业容量大、薪资水平高、灵活性和兼职性强等特点，成为吸纳就业的重要渠道，新经济带动就业效应显著。特别是在疫情冲击下，新经济发展提供了大量灵活就业岗位，在拓宽就业渠道、增强就业弹性、增加劳动者收入等方面发挥了积极作用。根据国家统计部门信息，2021 年，城镇就业人员总量达到 46773 万人，比 2012 年增加 9486 万人，年均增长 1054 万人；城镇就业占比进一步提高到 62.7%，比 2012 年增加 13.8 个百分点，年均提高 1.5 个百分点。

第二节　生产和生产函数

【知识链接】

实干铸辉煌——大庆油田发展历程

1959 年 9 月 26 日 16 时许，在松嫩平原上一个叫大同的小镇附近，从一座名为"松基三井"的油井里喷射出的黑色油流改写了中国石油工业的历史：东北平原发现了世界级的特大砂岩油田！当时正值国庆 10 周年之际，时任黑龙江省委书记的欧阳钦提议将大同改为大庆，将大庆油田作为一份特殊的厚礼献给成立 10 周年的新中国。"大庆"，这个源于石油、取自国庆的名字，从此叫响全国，传扬世界。

提到大庆，怎么能不提到"铁人"王进喜？大庆石油会战打第二口井时，突然发生井喷，当时没有压井用的重晶石粉，王进喜决定用水泥代替；但又没有搅拌机，他不顾腿伤，带头跳进泥浆池里用身体搅拌，经全队工人奋战，终于制服井喷，被人们誉为"铁人"。他曾说："宁可少活二十年，拼命也要拿下大油田！""天高我们攀，地厚我们钻，钢铁意志英雄胆，不拿下油田心不甘！"正是在这种精神的激励下，石油会战期间，工人夏季站在没膝深的雨水中施工，严冬在低于零下 30℃的野外坚持生产。虽然生活条件极其艰苦，但工人们始终保持着旺盛的革命斗志和乐观主义精神。

之后，大庆油田快速发展。1976 年 12 月，大庆油田原油年产量首次突破 5000 万吨。2000 年 1 月 1 日，改制后的大庆油田有限责任公司正式注册成立，并随中国石油天然气股份有限公司在美国和香港上市。2018 年 1 月，大庆油田入选第一批中国工业遗产保护名录。大庆油田重视科技自主创新、持续创新，大力实施科技兴企战略。进入新世纪新阶段，大庆油田以科学发展观为指导，从维护国家石油供给安全、谋求企业可持续发展、承担国有企业三大责任出发，确立了创建百年油田发展战略，力争到 21 世纪中叶，大庆油田开发建设 100 周年之际，继续保持我国重要油气生产基地的地位，努力打造国际一流的工程技术服务和石油装备制造基地。

一般而言，劳动、土地、资本、供给者才能必须组合起来才能生产出产品来。在大庆油田的发展过程中，也在不断地优化着生产要素之间的比例关系，实现企业的快速发展。

（根据中国石油大庆油田官网资料整理。）

一、生产函数

（一）生产要素及生产函数

1. 生产要素　生产离不开生产要素，生产要素是指在生产中投入的各种经济资源，包括劳动、资源（土地）、资本、供给者才能，这就是"生产四要素"说。劳动是指人类在生产过程中提供的体力和智力的总和；资源不仅包括土地，而且包括了自然界一切可以开发和利用的物质资源；资本具有实物形态和货币形态两种表现，前者成为资本品如房屋、仪器、原材料等，后者成为货币资本；供给者才能指供给者组织管理生产活动的能力，将各种要素按照一定的方式组合起来，在生产中发挥其应有的功能。

2. 生产函数　生产任何一种产品都需要投入上述这些生产要素。在一定的制度和技术条件下，产品产出量与为生产这种产品所需要投入的要素量之间的关系，称为生产函数。如用 X_1，X_2，…，X_n 表示第一、第二…第 n 种生产要素的投入量，用 Q 表示产品的产出量，则该产品的生产函数可表示为：

$$Q=f(X_1, X_2, \cdots, X_n) \tag{3.1}$$

例如，若 $Q=3X_1+2X_2$，这个生产函数表示，如果 X_1 要素投入 1 个单位，X_2 要素投入 2 个单位，则可以得到该产品 7 个单位（$=3\times1+2\times2$）。

（二）短期生产和长期生产

生产是一个过程，它既需要劳动、资本等投入，也需要时间。在特定的技术条件下，时间维度将对投入与产出之间的关系形成制约，同时也会对企业有关生产要素投入数量的选择形成制约。所以，生产理论被区分为短期和长期。

这里的"短期""长期"，不是指一个具体的时间跨度，而是指能否使厂商来得及调整全部生产要素所需要的时间长度。这里的短期，是指生产者来不及调整全部生产要素的数量，至少有一种生产要素的数量固定不变的一段时期。相应地，将可以调整的生产要素称为可变要素，而把不能或来不及调整的生产要素称为不变或固定要素。长期则是指生产者可以调整全部生产要素数量（包括进入或退出一个行业）的时期。例如，某产品市场需求量由于某种原因暂时一下扩大时，厂商可通过充分利用原有设备，开足马力，加班加点来增加产量以满足需求。这就是短期调整产量水平的问题。相反，如果市场对该产品的需求是由于人们对这种产品偏好普遍变大而长期地增加，则厂商要增加设备扩大生产规模来满足增长了的市场需求。这就是长期调整生产的问题。

"短期""长期"的区分是相对的。在有些生产部门中，如在钢铁工业、机器制造业等部门中，所需资本设备数量多，技术要求高，变动生产规模不容易，则几年也许算是"短期"；反之，有些行业如普通服务业、食品加工业，所需资本设备数量少，技术要求低，变动生产规模比较容易，也许几个月可算是"长期"。

生产中两种最重要的投入是劳动与资本，因此，在经济分析中，通常假定企业只使用这两种要素。在短期内，假设资本数量不变，只有劳动可随产量变化，则生产函数可表示为：

$$Q=f(L, \overline{K}) \tag{3.2}$$

这种生产函数可称为短期生产函数。

在长期，资本和劳动都可变，则生产函数可表示为：

$$Q=f(L, K) \tag{3.3}$$

这种生产函数可称为长期生产函数。

二、短期生产函数

（一）总产量、平均产量和边际产量

以劳动可变的情形为例，从短期生产函数出发，可引出 3 个重要的有关产量的概念：总产量、平均产量和边际产量。

总产量（TP）是指生产者在一定时期内生产的产品总量。

平均产量（AP）是指平均每单位可变要素投入所生产的产量。

边际产量（MP）是指每增加一个单位的可变要素的投入所带来的产品的增加量。

以某厂商为例，该厂商采用现有一般的生产技术，假定生产某种产品时所用的生产要素是资本与劳动。其中资本是固定的，劳动是可变的。根据上述关系明确劳动投入的变化与总产量、平均产量、边际产量的关系，如表 3-1 所示。

表 3-1　劳动投入的变化与总产量、平均产量、边际产量的关系

（1）劳动投入量 L（人）	（2）固定资本投入量 K（台）	（3）总产量 Q（个）	（4）边际产量 MP_L（个）	（5）平均产量 AP_L（个）
0	10	0	—	—
1	10	1000	1000	1000.0
2	10	2500	1500	1250.0
3	10	3500	1000	1166.7
4	10	4300	800	1075.0
5	10	4700	400	940.0
6	10	4800	100	800.0
7	10	4800	0	685.7
8	10	4700	-100	587.5

（二）边际报酬递减规律

仔细观察表 3–1 会发现，当劳动投入由 1 人增加到 2 人时，边际产量增加。但当劳动投入继续增加时，边际产量递减。这便是边际报酬递减规律。

边际报酬递减规律是指在技术水平保持不变的条件下，当把一种可变的生产要素连同其他一种或几种不变的生产要素投入生产过程之中，随着这种可变的生产要素投入量的逐渐增加，最初每增加 1 单位该要素所带来的产量增加量是递增的；但当这种可变要素投入量增加到一定程度之后，增加 1 单位该要素所带来的产量增加量是逐渐递减的。简言之，在其他条件不变的情况下，一种可变投入在增加到一定程度之后，它所带来的边际产量递减。如图 3–1 所示。

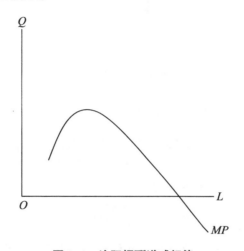

图 3–1　边际报酬递减规律

三、长期生产函数

在长期中，所有的生产要素投入数量都可以调整，以下以劳动和资本两种要素均可变的情形为例考察长期生产函数。

（一）等产量曲线及其性质

在长期中，我们同样希望产量增加，用等产量线来描述，如图 3–2 所示。等产量曲线是在技术水平不变的条件下，由生产相同产量所需的生产要素的不同数量组合所描绘的一条曲线。图中有 3 条等产量曲线，它们分别表示可以生产出 50、100、150 单位产量的各种生产要素的组合。以代表产量为 50 单位的等产量曲线为例进行分析，50 单位的产量既可以使用 A 点的要素组合（1 单位的劳动和 3 单位的资本）生产出来，也可以使用 B 点的要素组合（3 单位的劳动和 1 单位的资本）生产出来。生产过程中投入的劳动和资本数量越多，它们所能生产的最大产量也就越大。因此，在这些等产量曲线中，离原点越远，表示产量越大。

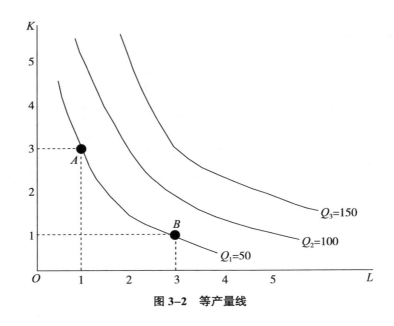

图 3-2 等产量线

（二）边际技术替代率及其递减规律

1. 边际技术替代率的定义 边际技术替代率是指在产出水平保持不变的条件下，增加 1 单位一种要素的投入量可以代替的另外一种生产要素的投入量。用公式表示，劳动 L 对于资本 K 的边际技术替代率定义为：

$$MRTS_{LK} = \frac{-\Delta K}{\Delta L}\bigg|_{Q\text{不变}} \qquad (3.4)$$

式中，ΔL 表示劳动投入的改变量，ΔK 表示资本投入的改变量，Q 不变强调上述两种生产要素的改变是以产量保持不变为前提条件的。在等产量曲线向右下方倾斜的区域内，随着劳动投入量的增加，保持产量不变，资本投入量会相应地减少，即 ΔL 与 ΔK 的符号相反，因此公式中加一负号保证了边际技术替代率 $MRTS_{LK}$ 为正值。

2. 边际技术替代率递减规律 是指在保持产量不变的条件下，随着一种生产要素数量的增加，每增加 1 单位该要素所能够替代的另外一种生产要素的数量递减，即一种要素对另外一种要素的边际技术替代率随着该要素的增加而递减。如图 3-3 所示，等量增加劳动投入量，而相应的资本投入量的减少量 ΔK 越来越少，即 $L_2-L_1=L_3-L_2=L_4-L_3$，但 $K_2-K_1 < K_3-K_2 < K_4-K_3$。

（三）等成本线

对于追求利润最大化的厂商而言，每一产量水平的生产成本必须是最小的。既定产量 Q 下，如何实现成本最小化？或者成本一定下，如何实

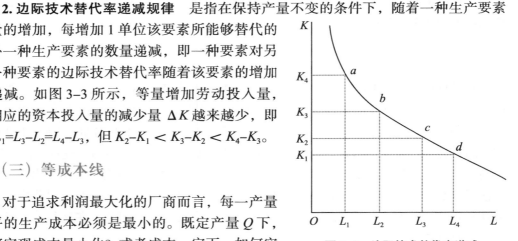

图 3-3 边际技术替代率递减

现产量最大化？从产量上来看，厂商期待等产量线离原点越远越好。但同时还得考虑成本的问题，受到等成本线的限制。

等成本线是一个和消费者选择理论中的预算线非常相似的分析工具。等成本线是在既定的成本和生产要素价格条件下，生产者可以购买到的两种生产要素的各种不同数量组合的轨迹。假定要素市场上既定的劳动的价格即工资率为 w，既定的资本的价格即利息率为 r，厂商既定的成本支出为 C，则成本方程为：

$$C=wL+rK \tag{3.5}$$

假如 $C=600$ 元，$w=2$ 元，$r=1$ 元，可以绘出等成本线（图 3-4）。图中等成本线以内区域中的任何一点，如 A 点，表示既定的全部成本都用来购买该点的劳动和资本的组合以后还有剩余。等成本线以外的区域中的任何一点，如 B 点，表示用既定的全部成本购买该点的劳动和资本的组合是不够的。唯有等成本线上的任何一点，才表示用既定的全部成本能刚好购买到的劳动和资本的组合。

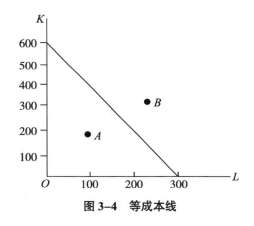

图 3-4　等成本线

（四）成本最小化与产量最大化

把厂商的等产量曲线和等成本线置于同一个平面坐标系中，可以确定厂商在既定产量条件下实现最小成本的最优要素组合点，或者既定成本条件下实现最大产量的最优要素组合点，即生产的均衡点。等产量线与等成本线的切点 E 是生产的均衡点（图 3-5）。

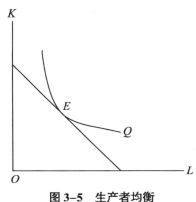

图 3-5　生产者均衡

第三节　成本和成本函数

【知识链接】

基于供应链的物流成本管理研究——以京东商城为例

京东商城于 2004 年开辟了电子商务的"试验田",一路发展成为综合性的网络零售商,目前凭借自身的仓配体系深受消费者欢迎,成为具有特色影响力的典型企业之一。京东已经建立华北、华东、华南、西南、华中、东北 6 大物流中心,同时在全国超过 360 座城市建立核心城市配送站。新冠疫情暴发后,京东凭借自有的配送团队和供应链、物流基础设施及相关技术等领域的能力,迅速应对全国重点医疗资源和生活必需品的运输和供应。

但是从供应链的视角来看,京东商城物流成本管理上的主要问题包括:①采购成本方面:采购成本占比高。主要是由于京东商城与供应商之间的博弈导致的供需矛盾问题,以及采购人员水平参差不齐导致对采购环节各项成本的控制不足。②仓储成本方面:自建物流回收周期长。主要是因为自建一体化供应链,投入资金比重大,以及前期仓储管理效率不够。③配送成本方面:逆向配送成本高。主要是因为京东商城的退货规则导致逆向成本高,以及售后客服人员水平不够导致的隐形退货成本。④人力成本方面:人力成本结构存在明显的倾向性,成本的构成不合理。主要是因为京东商城建设一体化的供应链体系需求大,需要末端配送人员来保证配送时效,同时京东开出的待遇在业内较高。⑤在供应链条上与供应商存在拖欠货款导致的供零矛盾。主要是因为京东商城在采购端对供应商进行压榨,对于合作供应商的维护还不到位。⑥对下游客户的维护不够。主要还是因为客服人员服务的专业度不够,以及采购端的质量监督忽视。

随着互联网的发展,越来越多的企业加入线上商铺的行列中,面对日益激烈的市场竞争,有效管理企业的物流成本,有利于企业保持盈利。如何控制企业的物流成本并使企业在行业竞争中保持一定的市场地位,这将是京东商城领导者需要进一步思考的问题。

（蒲锦.基于供应链的物流成本管理研究——以京东商城为例.

成都:西华大学,2022.）

一、短期成本函数

企业生产需要一定的要素投入,而投入又需要花费成本,所以企业生产一定数量的产品对应着一定的成本。企业的生产成本随着产量变动而变动的规律取决于企业对生产要素的选择,而这种选择又受到时间范围的制约,所以成本也被区分为短期成本和长期成本。

在短期内，对应于产量的变动，企业使用的生产要素被区分为可变投入和不变投入，企业只能对可变要素的投入数量进行调整。相应于生产要素的不变与可变的区分，企业的生产成本分为不变成本和可变成本，进而可以相应于产量定义平均成本和边际成本。这些重要的短期成本概念涵盖在下面 3 组定义之中。

（一）短期总成本、短期平均成本、短期边际成本

1. 总成本、不变成本和可变成本 企业为生产既定产量所需的生产要素投入的费用就是该产量下的总成本，它由不变成本和可变成本两部分构成。不变成本又称固定成本，是指不随企业产量变动而变动的那部分成本，它对应着不变投入的费用；可变成本是指随着企业产量变动而变动的那部分成本，它对应着可变投入的费用。用 TC、FC 和 VC 分别表示总成本、不变成本和可变成本，总成本是不变成本与可变成本之和。

2. 平均成本、平均不变成本和平均可变成本 依照某一产量下的总成本、不变成本和可变成本，可以定义相应的平均成本、平均不变成本和平均可变成本的概念：平均成本是指每单位产量所花费的总成本；平均不变成本是指每单位产量分摊的不变成本；平均可变成本是指每单位产量所花费的可变成本。

3. 边际成本 是指增加 1 单位产量所增加的成本。不变成本不随产量变动而变动，随着产量的增加，不变成本的改变量等于 0。因此，总成本的改变量完全来源于可变成本。

表 3-2 是一张某厂商的短期成本表列，表中平均成本和边际成本的各栏均可以分别由相应的总成本的各栏推算出来，该表体现了各种短期成本之间的相互关系。

表 3-2 短期成本表

产量	总成本			平均成本			边际成本
	总不变成本	总可变成本	总成本	平均不变成本	平均可变成本	平均成本	边际成本
0	17		17				
1	17	15	32	17	15	32	15
2	17	28	45	9	14	23	13
3	17	37	54	6	12	18	9
4	17	44	61	4	11	15	7
5	17	52	69	3	10	14	8
6	17	63	80	3	11	13	11
7	17	75	92	2	11	13	12
8	17	91	108	2	11	14	16
9	17	109	126	2	12	14	18
10	17	129	146	2	13	15	20

（二）短期边际成本曲线的特征

边际报酬递减规律是短期生产的一条基本规律，因此，它也决定了短期成本曲线的特征。边际报酬递减规律作用下的短期边际产量和短期边际成本之间存在着一定的对应关系，这种对应关系可以简单地表述如下：在短期生产中，边际产量的递增阶段对应的是边际成本的递减阶段，边际产量的递减阶段对应的是边际成本的递增阶段，与边际产量的最大值相对应的是边际成本的最小值。正因为如此，在边际报酬递减规律作用下的边际成本 MC 曲线表现出先降后升的 U 形特征（图 3-6）。

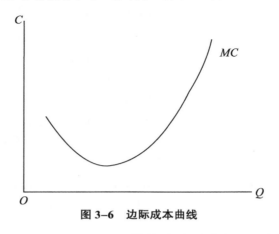

图 3-6　边际成本曲线

TC、FC、VC、AC、AVC、AFC、MC 的关系可以用图 3-7、图 3-8 表示。从图 3-7可知，总成本曲线 TC 可以由 VC 平移获得，平移大小等于 FC 的距离。从图 3-8 可知，当边际成本 MC 低于平均成本 AC 时，它将平均成本 AC 曲线下拉；当 MC 等于 AC 时，AC 达到最低点；当 MC 在 AC 之上时，它将平均成本上拉。

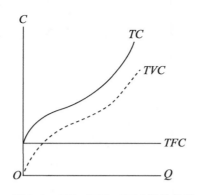

图 3-7　TC、TVC、TFC 间的关系

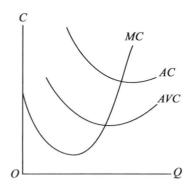

图 3-8　MC、AC、AVC、AFC 间的关系

二、长期成本函数

在长期中，企业可以对所有的生产要素进行调整，因而所有生产要素都是可变投入，长期内没有不变成本和可变成本的区分。因此，有关长期成本的讨论只涉及长期总成本、长期平均成本和长期边际成本。为了区别于短期总成本，通常把长期总成本表示为 *LTC*，长期平均成本表示为 *LAC*，长期边际成本表示为 *LMC*。

长期总成本是指企业在长期中生产一定产量水平时，通过改变生产规模所能达到的最低总成本。

长期平均成本是指从长期来看，企业平均每单位产量所花费的总成本。

长期边际成本是指从长期来看，企业每增加 1 单位产量所增加的总成本。

除了关注长期调整之外，总成本、平均成本和边际成本的概念与上一节的含义相同。

第四节　企业的利润最大化目标

【知识链接】

"取之有道"追求利润最大化

企业追求利润最大化也要"取之有道"。已有 350 多年历史的同仁堂，以其中国智慧处理着企业发展中各目标之间的关系。

同仁堂品牌创始人乐显扬认为"可以养生、可以济人者，惟医药为最"，并把"同仁"二字命名为堂名，认为"公而雅"。《周易》"同人卦"天火同人，象征同类会聚、齐心无私、协力经营共同事业，因此卦辞曰"亨"，即通达顺利；汉代黄石公《素书·安礼》"同仁"一词，指同行仁德者；韩愈《清边郡王杨燕奇碑文》用"同仁"一词，取一视同仁之意。乐显扬融合上述三意，命为堂名，既包含了儒家推崇的"天下为公"思想，又蕴含了《尔雅》关于"义""正"的道德要求。

同仁堂"两个必不敢"，始见于 1706 年同仁堂药店创始人乐凤鸣编写的《同仁堂药目叙》，是同仁堂人恪守至今的古训。该叙载："古方无不效之理。因修合未工、品味不正，故不能应症耳。平日汲汲济世，竞竞小心。凡所用丸散无不依方炮制，取效有年。每庭训之……遵《肘后》，辨地产，炮制虽繁必不敢省人工，品味虽贵必不敢减物力。可以质鬼神，可以应病症，庶无忝先君之志也。"

"但愿世间人无病，哪怕架上药生尘"是同治年间一位学者写给同仁堂十一世乐孟繁的一副对联，盛赞同仁堂济世养生的高尚医药道德与情怀。

作为百年传承医药企业，北京同仁堂国药有限公司在第十二届香港国际金融论坛中力压群雄，斩获"最佳上市公司"奖项。同时企业也一直秉承与践行中国老字号国有企业的社会责任，在疫情期间更是积极投身全球防疫抗疫，持续推动中医药文化走向世界，为世界人民健康作出贡献！

［根据中国北京同仁堂（集团）有限责任公司官网资料整理。］

一、企业收益和市场结构

（一）总收益、平均收益、边际收益

厂商的收益就是厂商的销售收入。厂商的收益可以分为总收益、平均收益和边际收益，它们的英文简写分别为 *TR*、*AR* 和 *MR*。

总收益指厂商按一定价格出售一定量产品时所获得的全部收入。以 *P* 表示既定的市场价格，以 *Q* 表示销售总量，企业的收益等于产品价格与产品数量的乘积，用公式表示为：

$$TR（Q）=P \cdot Q \tag{3.6}$$

平均收益指厂商在平均每一单位产品销售上所获得的收入。

边际收益指厂商增加一单位产品销售所获得的总收入的增量。

由此可见，要了解收益函数，首先要了解企业面临的需求函数 *P*（*Q*）。企业面临的需求函数不同，相应的收益函数也就不相同。

企业面临的需求函数要回答的问题是：当企业的产量 *Q* 变化时，相应的价格 *P* 会如何变化？这里，最为重要的一个影响因素是企业在整个市场（或行业）中所处的"地位"，或者说得更加明确一点，是企业的产量在整个市场的全部产量中所占的"份额"或"比率"。

由此可见，企业的收益与企业所处的市场结构（或市场环境）密切相关：企业的收益等于产品数量与产品价格的乘积，产品价格取决于产品的市场需求，产品的市场需求则依赖于市场的类型。

（二）市场及其类型

市场是社会分工和商品经济发展的必然产物，同时在其发育和壮大的过程中，也促进和推动了社会分工和商品经济的进一步发展。狭义的市场，是指供需双方物品交换的场所；广义的市场，既包括物品交换的场所，又包括物品交换的行为。从本质上讲，市场是物品买卖双方相互作用并得以决定其交易价格和交易数量的一种组织形式或制度安排。任何一种交易物品都有一个市场，有多少种交易物品，相应地就有多少个市场。市场可以按照交易物品是否具有物质实体，分为有形产品市场和无形产品市场。前者如蔬菜市场、石油市场、黄金市场、土地市场等，后者如技术市场、服务市场、产权市场、信息市场等。市场的基本要素有 5 种：商品交换的场所、商品交换的媒介货币、市场需求和供给、以价格为核心的各种市场信号，以及作为市场活动主体的商品提供者和消费者。

在经济分析中，根据不同的市场结构特征，将市场划分为完全竞争市场、垄断竞争市场、寡头垄断市场和完全垄断市场 4 种类型。决定市场类型划分的主要因素有 4 个：市场上厂商的数量、厂商所生产的产品差别程度、单个厂商对市场价格的控制程度、厂商进入或退出一个行业的难易程度。关于 4 种类型的划分和相应的特征可以用表 3-3 来概括。

表 3-3 市场类型的划分和特征

市场类型	厂商数目	产品的差别程度	厂商对价格的控制程度	进入的难易程度	消费者信息	行业代表
完全竞争市场	多个	无差别	没有	很容易	完全的	农业
垄断竞争市场	多个	有差别	有一些	比较容易	稍有不全	轻工业
寡头垄断市场	几个	有差别或无差别	一定程度	较困难	完全或不全	钢铁、石油
完全垄断市场	一个	唯一的产品，且无替代品	很大程度，但经常受到政府价格管制	很困难	完全或不全	国防、航天

1. 完全竞争市场 特征是产品类似，没有进入障碍，消费者对信息掌握完全，许多卖方占有很小的市场份额，生产相同的产品。这些意味着在一个行业中存在相当数量的实际竞争，因为有很多可替代厂商可以提供相同的产品。没有进入障碍就意味着存在潜在竞争威胁，因为没有东西可以阻挡新厂商的进入。在完全竞争市场下，实际存在的和潜在的高度竞争表明一个厂商的生产决策对整个行业的产量没有重要的影响。

2. 垄断竞争市场 指的是在一个市场中，不同厂商的同一产品间有许多差异，没有进入障碍，消费者信息有一点不完全。一个处于垄断竞争地位的厂商，由于有差异性的产品，通过资源配置可能在某个市场获得一定的权力。

3. 寡头垄断市场 特征是只有一些处于统治地位的厂商，有一些重要的进入障碍。假设每一家厂商的规模都相对比较大，并且受新厂商进入障碍的保护，每个厂商都有可能通过它的生产决策对市场的产出产生负面影响。

4. 完全垄断市场 是在一个确定的市场中，只有一家厂商提供一个特定的产品，其他厂商没有进入的可能。这种情况下，厂商很可能通过其生产决策以一种不受社会欢迎的形式改变市场的产出。

二、利润最大化条件

先以完全竞争市场来分析企业利润最大化条件。完全竞争企业有两个最突出的特点：一是其产量相对于整个市场而言微不足道；二是其产品与同一市场中其他企业的产品毫无区别。

这两个特点意味着，对于完全竞争企业来说，市场价格是一个既定的"参数"，即不会因为完全竞争企业的行为而改变：在现行的市场价格水平上，完全竞争企业可以多生产一点，也可以少生产一点，市场价格不会因此而下降或上升。在这种情况下，完全竞争企业就是所谓的"价格接受者"，只能被动地接受现行的市场价格。因此，完全竞争企业面临的需求曲线是一条由市场价格决定的水平线。

在接下来的分析中，我们均假定厂商的销售量等于厂商所面临的需求量。这样，完全竞争厂商的水平的需求曲线又可以表示：在每一个销售量上，厂商的销售价格是固定不变的。于是，必然会有厂商的平均收益等于边际收益，且等于既定的市场价格的结论，即必有 $AR=MR=P$。这一点可以利用表 3-4 予以具体说明，假定价格 $P=18$。

表 3–4　完全竞争市场中厂商的产量、收益、成本和利润表

产量（销量）	价格	总收益	边际收益	总成本	边际成本	利润
0		0		15		−15
1	18	18	18	32	17	−14
2	18	36	18	45	13	−9
3	18	54	18	54	9	0
4	18	72	18	61	7	11
5	18	90	18	69	8	21
6	18	108	18	80	11	28
7	18	126	18	92	12	34
8	18	144	18	108	16	36
9	18	162	18	126	18	36
10	18	180	18	146	20	34

　　结合上表中边际成本的数据，分析完全竞争厂商的利润最大化条件。当厂商的边际收益大于边际成本，即有 $MR > SMC$，这表明厂商增加一单位产量所带来的总收益的增加量大于所付出的总成本的增加量，也就是说，厂商增加产量是有利的，厂商会扩大生产，增加产量。同时，随着产量的增加，厂商的边际收益 MR 保持不变，而厂商的边际成本 SMC 是逐步增加的，最后，$MR > SMC$ 化成 $MR=SMC$ 的状况。在这一过程中，厂商得到了扩大产量所带来的他所能得到的最大利润。

　　如果厂商的边际收益小于边际成本，即有 $MR < SMC$。这表明厂商增加一单位产量所带来的总收益的增加量小于所付出的总成本的增加量，也就是说，厂商增加产量是不利的，会使利润减少。所以厂商就会减少产量，随着产量的减少，厂商的边际收益 MR 仍保持不变，而厂商的边际成本 SMC 是逐步下降的，最后 $MR < SMC$ 的状况会逐步变成为 $MR=SMC$ 的状况。在这一过程中，厂商所获得的利润逐步达到最高水平。

　　由此可见，不管是增加产量，还是减少产量，厂商都是在寻找能够带来最大利润的均衡产量，而这个均衡产量就是使得 $MR=SMC$ 的产量。

　　上述某厂商只要产量低于 9 个单位，厂商就应该增加产量，而当它的产量多于 9 个单位，厂商就会减少产量。显然，该厂商将产量定为 9，就是使利润达到最大的产量水平，此时 $MR=MC$。

　　如果用图形来表示（图 3–9），某完全竞争厂商的一条短期生产的边际成本用 SMC 曲线表示，边际收益用 MR 曲线表示，这两条线相交于 E 点，实现了利润最大化。$MR=MC$ 就是利润最大化原则。这就是说，如果在 $MR=MC$ 时，厂商是获得利润的，则厂商所获得的一定是最大的利润；相反，如果在 $MR=MC$ 时，厂商是亏损的，则厂商所遭受的一定是最小的亏损。

　　在不完全竞争市场下，企业为了获得最大的利润，也必须遵循 $MR=SMC$ 的原则。

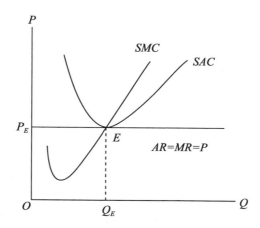

图 3-9 完全竞争市场中的利润最大化条件

在不完全竞争市场下，企业为了获得最大的利润，也必须遵循 $MR=SMC$ 的原则。

【思考题】

1. 什么是边际报酬递减规律？这一规律适用的条件有哪些？

2. 为什么说理性的企业会按照最优组合来安排生产要素投入？

3. 产量曲线与成本曲线之间有何内在联系？

4. 划分市场类型的依据有哪些？

第四章　市场失灵 ▷▷▷▷

由于市场交易主体间的信息不充分、公共品和公共资源的存在、经济外部性的发生、市场垄断等，市场机制难以充分发挥作用，市场在资源配置中的效率降低，发生市场失灵，并产生各种危害。本章介绍市场失灵的相关问题，指出市场失灵的各种诱发因素，分析其对市场经济的危害，并提出纠正市场失灵的对策。

第一节　市场怎么"失灵"了

一、市场失灵的概念

"市场失灵"（market failure）是美国经济学家弗朗西斯·M·巴托（Francis M. Bator）于 1958 年在《市场失灵的剖析》（*The Anatomy of Market Failure*）中正式提出，并将外部性、公共产品和不完全竞争概括为市场失灵，也译做市场障碍、市场失效、市场失败等。

《现代经济学辞典》解释为，市场失灵是指私营市场完全不能提供某些商品或不能提供最合意或最适度的产量。

约瑟夫·E. 斯蒂格利茨（Joseph Eugene Stiglitz）认为，只要私人市场不能提供产品或服务，即使提供的成本低于个人的意愿支付，就存在市场失灵，并把市场失灵区分为两种：一是新的市场是以不完全信息、信息的有偿性及不完备的市场为基础的；二是原始的市场失效是与诸如公共产品、污染的外部性等因素相联系的。

马克思主义理论研究与建设工程重点教材《西方经济学》（精要本·第 3 版）认为，市场失灵是市场机制不能有效发挥作用，难以实现帕累托效率的状况。

二、市场失灵的表现

美国经济学家约翰·肯尼斯·加尔布雷思（John Kenneth Galbraith）在《不确定的时代》中把"宏观经济不稳定、微观经济无效率、社会不公平"看作是市场失灵的三个重要表现。美国经济学家保罗·萨缪尔森和威廉·诺德豪斯在《经济学》（第 19 版）中认为"市场经济有时会产生难以接受的收入和财富的不平等、商业周期和低经济增长等宏观经济问题"。美国经济学家科勒在《经济学》教科书中把市场失灵描述为"市场经济显示出被叫做市场失灵的若干典型的缺点……这些缺点的任何一张清单都必定包括无效率、不公平和不稳定"。

因此，市场失灵通常会表现为垄断市场的产品价格升高、供给不足，公共品和公共资源出现"公共地悲剧"和"搭便车"，信息不充分下的"逆向选择"和道德风险，外部性产品的供给不足或供给过量。

三、市场失灵的原因

造成市场失灵的原因是多方面的，主要有市场的局限性、不完全性和不完善性。

（一）市场机制的功能和作用的有限性

市场机制有竞争机制、价格机制、供需机制和风险机制，尤其是供需价格机制是市场机制的核心。但是由于缺乏信息的完备性，私人供给具有自发性、盲目性，不能准确反映市场需求；或者，由于无法定价收费而缺乏私人供给等。

（二）市场具有不完全性

市场不完全也即市场不完全竞争，由不完全性产生的市场失灵也称为市场缺陷。市场发挥作用有效配置资源的前提就是有很多的需求者和供给者形成充分竞争的力量，而如果需求者过少或者供给者过少就会形成某种程度的垄断，从而影响供求机制、价格机制的发挥，产生市场失灵。

（三）市场本身不完善

这主要指两种情况：一是市场还不够发达，如由于经济发展水平低，技术不成熟、人才储备不足、基础设施不完善等；二是市场在运行中出现功能障碍，如仲裁功能、信息传递功能等。

市场失灵的具体原因归纳起来主要有四种，即垄断、公共产品和公共资源、信息不充分、经济外部性等。每种原因导致的市场失灵危害将在本章第 2 ～ 5 节进行详细介绍，并为第五章的政府干预提供现实基础。

第二节　垄断导致市场失灵

【知识链接】

国家反垄断局正式挂牌

2021 年 11 月 18 日，在国家市场监督管理总局办公大楼，国家反垄断局正式挂牌成立。

市场经济越发展，公平竞争就越重要。当前我国市场主体总量已突破 1.5 亿户，强化反垄断和防止资本无序扩张，对建设高标准市场体系、推动高质量发展、促进共同富裕、实现高水平对外开放的重要意义更加凸显。

2018 年国务院机构改革，将原先分别由商务部、国家发展改革委、国家工商行政管理总局承担的反垄断执法工作统一归集，国家市场监督管理总局反垄断局成为专门负责反垄断执法的机构，同时承办国务院反垄断委员会日常工作。

时隔三年后，国家反垄断局的成立，体现了国家对反垄断体制机制的进一步完善，将充实反垄断监管力量，切实规范市场竞争行为，促进建设强大的国内市场，为各类市场主体投资兴业、规范健康发展营造公平、透明、可预期的良好竞争环境。

（国家反垄断局正式挂牌：https：//www.samr.gov.cn/xw/zj/art/2023/art_e66456b4e7004399b9d3e05bfe4ccd80.html）

一、垄断的内涵及类别

（一）垄断

垄断指的是整个行业中只有唯一企业的市场组织。因此，完全垄断企业可以控制、操纵市场价格和交易数量，从而阻碍供求价格机制、竞争机制的发挥。

垄断市场一般满足以下条件：一是市场上只有唯一企业生产和销售商品；二是该企业生产和销售的商品没有任何相近的替代品；三是其他任何企业进入该行业都极为困难或不可能。

（二）垄断的类别

根据导致垄断的因素不同，将垄断区分为资源垄断、专利垄断、自然垄断、行政垄断。

1. 资源垄断　是指独家厂商控制了生产某种商品的全部资源或基本资源的供给。这种对生产资源的独占，排除了经济中的其他厂商生产同种产品的可能性。

2. 专利垄断　是指独家厂商拥有生产某种商品的专利权。这便使得独家厂商可以在专利保护期内垄断该产品的生产。

3. 特许垄断　是指政府往往在某些行业实行垄断的政策，如铁路运输部门、供电供水部门等，于是，独家企业就成了这些行业的垄断者。

4. 自然垄断　是指这些行业的生产具有这样的特点：一方面，从企业生产的角度看，企业的规模经济需要在达到一个产量水平很高的生产规模时才能得到充分的体现，以至整个行业的产量只有由一个企业来生产时才有可能达到这样的生产规模；而另一方面，从市场需求的角度看，只要发挥这一企业在这一生产规模上的生产能力，就可以满足整个市场对该种产品的需求。于是，在这类产品的生产中，行业内总会有某个厂商凭借雄厚的经济实力和其他优势，最先达到这一生产规模，从而垄断整个行业的生产和销售，这就是自然垄断。

二、垄断的后果及危害

（一）降低经济效率

在经济学原理中，由于完全竞争市场的经济效率被认为是最高的，从而完全竞争市场模型通常被用来作为判断其他类型市场的经济效率高低的标准。垄断市场模型就是从经济效率最低的角度来提供这一标准的。垄断会造成经济的低效率，是因为垄断企业往往基于个人利润最大化条件（$MR=MC$）的最优产出量（$Q_{完全垄断}$）大大低于完全竞争最优产出量（$=\frac{1}{2}Q_{完全竞争}$），从而减少了市场的有效供给，造成短缺经济。

（二）减少社会福利

从社会整体福利角度看，垄断会造成社会的净福利损失。图 4-1 中蓝色三角形即福利损失部分。这是因为，在完全竞争条件下，企业最优产出量为 Q^*，黄色和蓝色图形组成的梯形面积是以消费者剩余形式表现的社会福利。而出现了垄断后，垄断企业基于利润最大化条件（$MR=MC$）决定的产量是 Q_m，从而黄色面积转换成了以垄断企业超额垄断利润形式表现的社会福利，而由于产量由 Q^* 减少到 Q_m，蓝色三角形面积就消失了，从而整个社会的总福利也减少了蓝色三角形面积部分，这就是"福利三角形"。

根据西方经济学的研究结论，$Q_{完全垄断}=\frac{1}{2}Q_{完全竞争}$；当不完全垄断即垄断竞争时，假定企业数为 n，则垄断竞争市场的最优产出量与完全竞争时最优产出量的关系是 $Q_{垄断竞争}=\frac{n}{n+1}Q_{完全竞争}$。因此，更一般的结论是：只要市场是不完全竞争的，市场的供给量就会减少，就会造成短缺经济；当然，企业数越少，短缺越严重。

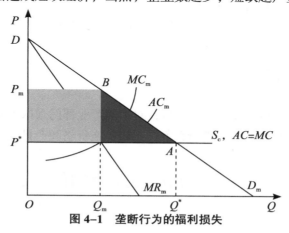

图 4-1　垄断行为的福利损失

（三）导致寻租

所谓寻租，是指试图获得和维持垄断地位从而得到超额垄断利润并为此花费一定的费用而进行的活动，是一种"非生产性的寻利活动"。寻租的形式包括购买垄断型寻租和创造垄断型寻租。

购买垄断型寻租表现为搜寻可以用低于垄断企业的经济利润的价格购买垄断的权利，也就是以"一定价格"获得现有的垄断权利，是一种"权－利"交换行为。创造垄断型寻租是通过非经济手段如游说影响政治决策过程，或者通过捐助以交换法律支持，或者间接地通过媒体的政治宣传，或直接同政治家和决策者签订合同，以寻求有利的政治影响结果。

寻租会带来经济损失。对购买垄断型寻租，寻租者间的竞争抬高了对垄断权利支付的价格，使寻租者仅获得正常利润，经济利润完全让渡给最初拥有垄断权利者。创造垄断型的寻租是浪费资源的有代价活动。

寻租成本问题最初由哈伯格在其著名的"哈伯格三角形"中提出，这是关于垄断造成的社会福利净损失的模型。但是塔洛克却认为寻租的成本远远大于蓝色三角形的面积，它不但包括寻租所造成的无谓损失，还应该包括寻租所耗费的活动成本，比如游说、贿赂等，以及寻租所失去的技术创新的机会和用于寻租资源的机会成本。这部分成本被称作"塔洛克四边形"。对于寻租者本人来说，其负担的成本仅仅是寻租的活动成本，而由于寻租所引起的社会性损失不在其考虑的范围之内，因此寻租活动本身具有负外部性。如果没有适当的监督，随意创租，将导致资源配置的扭曲和极大的浪费。

三、垄断的对策建议

（一）政策层面

1. 针对经济运行中存在着的限制竞争、妨碍竞争，甚至破坏竞争的一些因素，建立健全竞争政策实施机制，不断强化竞争政策基础性地位；同时，做好配套改革，为竞争政策有效发挥作用提供基础性制度保障。

2. 进一步完善由反垄断、反不正当竞争和公平竞争审查三大支柱构成的竞争政策框架。

（二）具体措施层面

1. 完善市场竞争环境，促进有效竞争，对不同产业部门采取不同的反垄断政策。

2. 政府对公用事业和垄断、垄断竞争企业等实施价格和产量的管制。

第三节　公共产品导致市场失灵

【知识链接】

德国"厕所大王"，年赚两个亿

在德国，公共事业走的是市场化的路子，从公共交通到城市环保，都是通过拍卖承包给企业来运作的，所以任何个人和企业都有权经营公共厕所。通过拍卖承包给一些企业来运作，如城市的公共交通、城市环保等都是由私人公司经营的。

1990年柏林公共厕所经营权拍卖会上，有个叫汉斯·瓦尔的男人跟政府豪言道："把公厕包给我，我保证所有市民免费使用干净卫生的厕所！"竞争对手们都傻了眼，因为即使每用一次向人们收费0.5欧元（折合人民币约4元），一年下来，光柏林一个城市就得赔100万欧元，更别提免费了。

据悉，在柏林一般每人每次上厕所的费用为0.5欧元，折合成人民币就是3.55元，1年的时间柏林就会赔掉100万欧元，也就是710万元人民币。这样看来，无论是谁承包公厕都会亏本，再加上公厕环境也很杂乱，还需要打扫和维修，因而几乎没有人愿意承包公厕，所以汉斯·瓦尔的做法令人吃惊。

但就是人们当成笑话的事情却被瓦尔做成了，他现在仅凭承包公厕就可以年赚三亿元。

为了增强行业内竞争力，瓦尔公司请来意大利、德国、日本的著名建筑师为这些公共设施做设计，并按照不同的设计风格和外表色调将其分成智能型、街道型、挑战型等。这些厕所选材考究，制作精良，获得了多项专利，2001年还得到了欧盟的奖励。

由于瓦尔公司提供的公厕大多建在机场、车站、旅游景点和商业街等繁华地段，加上瓦尔公司的墙体费用比一般广告公司低得多，国际一线大牌香奈儿、欧莱雅、苹果、诺基亚等都在这里做过广告。目前，广告收入是瓦尔公司最大的盈利点，一年能赚几个亿！

瓦尔公司在厕所内安置了公用电话，国际运通卡组织也是他们的合作对象。瓦尔公司可以向通信运营商获取一定的提成。在厕所里还是会提供付费服务，让你感觉是在享受一项艺术！他们修建一些高档厕所，提供诸如个人护理、婴儿尿布、擦拭皮鞋、后背按摩、听音乐、阅读文学作品等服务，虽然数量不如免费厕所那样多，还是满足了部分人的特殊需要，增加了收入，提高了瓦尔的声誉。瓦尔公司还全盘包揽设施的维护和清洁工作。自己成立清洁团队，每天派出管理车对所有公厕进行3次检查。在柏林，公司的20辆公厕管理车24小时巡视，无论城市哪个角落的公厕出了问题，他们都能及时处理。因为瓦尔认为，只有干净的厕所才能保证广告的数量。

> ［毛予菲. 德国"厕所大王"，年赚两个亿.
> 环球人物，2016（10）：78-80.］

一、公共产品和准公共产品

（一）公共产品

公共产品，与私人产品相对，1954由保罗·萨缪尔森（Paul A. Samuelson）在其

《公共支出的纯理论》中首次提出准确概念，是指增加一个人对该产品的消费，并不同时减少其他人对该产品消费可得性的那类物品，是满足社会公共需要的产品。1965年，詹姆斯·麦吉尔·布坎南（James M·Buchanan）在其《俱乐部的经济理论》中首次对准公共产品——俱乐部产品进行了讨论，认为只要是集体或社会团体决定，为了某种原因通过集体组织提供的物品或服务，便是公共产品。公共产品的概念得以拓宽。1973年，桑得莫（A. Sandom）发表了《公共产品与消费技术》，着重从消费技术的角度研究了混合产品（准公共产品）。因此，公共产品包括了纯公共产品和混合产品。

公共产品同时满足消费的非竞争性和受益的非排他性，这两个标准即为判断公共产品的依据（表4-1）。

1. 消费的非竞争性　是指该产品被提供出来后，增加一个消费者不会减少任何一个人对该产品的消费数量和质量，其他人消费该产品的成本为零；换句话说，公共产品增加消费者的边际成本为零。比如，国防，尽管国家的总人口数量往往处于不断增长的状况，但没有任何人会因此而减少其所享受的国防安全保障。

2. 消费的非排他性　是指公共产品在消费过程中所产生的利益不能为某个人或某部分人所专有，或者要将一个人排斥在消费过程之外，要么成本太高，要么在技术上不可能。

表4-1　公共产品分类标准及种类

	竞争性	非竞争性
排他性	私人产品 （私人汽车、拥挤的收费公路）	混合产品（俱乐部物品） （有线电视、不拥挤的收费公路）
非排他性	混合产品（公共资源） （公共牧场、拥挤的不收费公路）	纯公共产品 （国防、不拥挤的不收费公路）

（二）准公共产品

只能满足其中一个特性的属于准公共产品。准公共产品又分为以下两种（表4-1）：

1. 非竞争，但排他的俱乐部产品　俱乐部物品是指那些受益人相对固定的、通过俱乐部形式组织起来的利益共同体所提供的俱乐部公益性物品。由于这类公共产品的消费者相对集中，且受益人相对固定，因此，将这些受益人通过俱乐部形式（一定地域范围内的农村合作社、经济协作组织、民间社团、待业组织等）组织起来，俱乐部内部所有成员共享俱乐部产品并分摊投入成本费用。这样的物品和服务，在一定的群体内消费时，包含着某些"公共性"，适度的分享团体多于一个人或一家人，但小于一个无限的数目。"公共"的范围是有限的。因此，这种介于纯私人物品和纯公共产品之间的产品或服务就是俱乐部物品。如读书俱乐部、读书社等。

2. 非排他，但竞争的公共资源　是指自然生成或自然存在的资源，它能为人类提供生存、发展、享受的自然物质与自然条件，这些资源的所有权由全体社会成员共同享有。此类公共资源满足以下两个条件：①这些资源不为哪一个个人或企业组织所拥有；②社会成员可以自由地利用这些资源。这两个条件决定此类公共资源具备了"竞争性"的特点，但同时却不具备"排他性"的特征。如公共湖泊、草地、河流、山川、沟壑等。

（三）公共产品与私人产品市场均衡

社会产品分为公共产品和私人产品，二者的市场均衡即最优数量和成本分担机制不同。私人产品的每一个消费者均按照均衡价格 P_0 分担成本，获取各自的需求数量 OC、OF；而公共产品的每一个消费者是分别分担 OL、ON 的成本，但享有同等 Q_0 数量的产品数量（图 4–2），具体的分担机制解析如下。

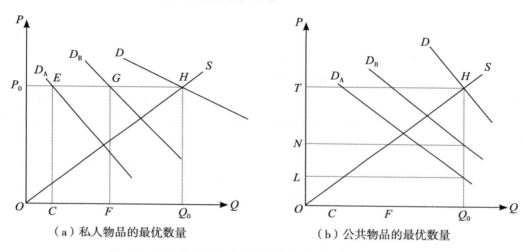

（a）私人物品的最优数量　　　　　　（b）公共物品的最优数量

图 4–2　公共产品和私人产品最优数量以及价格分担的区别

图 4–2（a）所示，假设在完全竞争市场条件下，只有两个需求者 A、B。私人市场供需均衡点 H 对应的产量为 Q_0，市场的均衡价格为 P_0，私人 A、B 均需按照此价格满足各自的需求 D_A、D_B，则各自的均衡点 E、G 对应的需求量 OC、OF 之和就是市场的均衡数量 Q_0。

生产 Q_0 时的边际成本为 Q_0H，消费者 A 和 B 的需求量分别为 OC 和 OF，根据其各自的需求曲线 D_A、和 D_B，相应的边际利益分别是 CE 和 FG。因为 $CE=FG=Q_0H$，所以均衡数量 Q_0 是该私人产品的最优数量。

图 4–2（b）表明，公共产品供给曲线 S 与由两个消费者的需求曲线垂直相加所形成的市场需求曲线 D 相交，决定公共产品的最优数量和所支付的价格。

二、公共产品的后果及危害

（一）搭便车

"搭便车"（hitchhiking），亦称"携播行为"。原意是指动物利用其他动物作为运输工具的行为。常见于形体极小的动物。它们生活在地理位置分割很远的基地，靠自己是不能从一个地方到达另一个地方的。如粪堆从一个粪堆到另一个粪堆的旅程，是靠附着在较大动物的利毛上完成的。吃腐肉的线虫是藏在吃腐肉的甲虫翅膀被带到甲虫的食物上与之共享的。

经济学上，搭便车借指不付费而享受产品的行为。搭便车现象主要发生于公共产品的消费上。因为公共产品具有非排他性，即无法拒绝不付费的人进行消费，或者拒绝的成本非常高、技术上不可能实现等，也或者是即使增加一个人消费，其边际成本为零。

（二）公地悲剧

"公地悲剧"概念的最初阐述见于英国作家加勒特·哈丁（Garrett Hardin）在《科学》杂志上发表的一篇题为《公地的悲剧》（*The tragedy of the commons*，1968）之中。哈丁在总结案例时指出：这是一个"向所有人开放"的牧场，每一个牧民可以在该牧场上自由放牧并获得牲畜收益。由于牧场是公共的，牧民从增加牲畜中得到直接利益，放牧引起牧草总量的减少及草场的逐渐退化等损失是潜在的和渐进的，该损失将由现存牧民及未来加入的牧民共同承担。因此，在眼前逐利心理影响下，每一个理性的牧民都会尽可能多地增加自己放牧牲畜的数量，通过更多占用牧草资源，将损失转给他人或者后人承担；并且在获利效应驱动下，不断会有新的牧民加入放牧队伍，只要牧民放养一头牲畜的产出价值大于其放牧成本，这一过程就不会结束。结果，公共牧场必将因过度放牧直至毁灭。哈丁说："这是一个悲剧之所在。每个人都被锁定在一个系统中，这个系统迫使他们在一个有限的世界里无节制地增加他自己的牲畜。在一个奉行公地自由使用的社会中，每个人追求他自己的最大利益，毁灭是所有人都趋之若鹜的目的地。"

公地作为一项资源或财产有许多拥有者，他们中的每一个都有使用权，但没有权利阻止其他人使用，而每一个人都倾向于过度使用，从而造成资源的枯竭。过度砍伐的森林、过度捕捞的渔业资源及污染严重的河流和空气，都是"公地悲剧"的典型例子。之所以叫悲剧，是因为每个当事人都知道资源将由于过度使用而枯竭，但每个人对阻止事态的继续恶化都感到无能为力。而且都抱着"便宜不占白不占"的心态加剧事态的恶化。公共产品因产权难以界定而被竞争性地过度使用或侵占是必然的结果。

三、公共产品的对策建议

（一）政府提供

因公共产品具有的非排他性和非竞争性产生了"搭便车"和"公地悲剧"现象，因此，非竞争性决定了对公共产品收费是无效率的，非排他性决定了难以对公共产品的消费进行收费。每个人都想不付或少付成本享受公共产品。只好政府出面担当此职能。

政府提供公共产品具有以下优势：政府能够提供有效率的公共产品数量；政府能够强制社会公众通过税收来为公共产品融资；政府对公共产品的使用不收费。

（二）产权明晰

公共产品和资源因其"公共性"决定了大家都没有完整的所有权和处置权。因此，谁也不能排除其他人的使用，最终在"私利"的驱动下导致谁也不愿出资消费的"搭便车"和过度使用的"公地悲剧"。当我们把"公共的"通过承包或者出售的形式赋予某人所有权时，就可以解决其公共性的弊端，如公厕私有化经营及下面关于大象和黄牛的案例。

对人类而言，黄牛比大象更有用，那么按说对黄牛的消费更多，黄牛比大象更容易濒临灭绝。但是事实是黄牛种群不断繁衍，而大象作为野生动物因偷猎泛滥而濒临灭绝。

都是共有资源，都是待宰羔羊，为什么黄牛与大象命运迥异呢？黄牛虽然也免不了要挨一刀，但是被私有化，进行商业化蓄养，从而获得严格产权保护。但是大象没有。不过，非洲一些地方也将大象进行了产权保护，将大象连同其所在的土地和森林都拍卖给私人。拥有大象和森林土地的人可以任意处置大象，难道他们不贪图象牙暴利而将大象屠杀殆尽吗？当然不会！养牛场会将牛杀光吗？那不符合牧场主利益。同样，繁衍象群才是符合大象主人利益的。结果非常理想，大象私有化后反而得到保护，比以前的禁止偷猎效果更好。这说明了产权界定和产权保护的重要性。

第四节　外部性导致市场失灵

【知识链接】

经济学家的故事——当火车驶过农田

20世纪初的某一天，一辆蒸汽列车在绿草如茵的英格兰大地上飞驰，车上坐着英国经济学亚瑟·塞西尔·庇古（Arthur Cecil Pigou）。他一边欣赏田园美景，一边对身边的同伴说："看，列车在田间经过，机车喷出的火花飞溅到铁路两边农田的麦穗上，给农民造成了损失，但铁路公司并不用向农民进行赔偿，这正是市场经济无能为力的事情，即市场失灵。"

将近70年后的1971年，美国经济学家乔治·斯蒂格勒（George Joseph Stigler）和好友阿门·阿尔钦（Armen Alchian）同游日本。他们在高速列车上突然想起了庇古当年的感慨，就问列车员："铁路附近的农田是否受到列车的损害而减产？"列车员却笑着回答说："恰恰相反，飞驰而过的列车把偷吃稻谷的飞鸟吓跑了，农民反而会增产而受益。"当然，铁路公司也不能因替农民赶鸟而收取"赶鸟费"，这同样也是市场无能为力的事情。

同样一件事情在不同的时代与地点结果不同。两代经济学家的感慨也不同。但从经济学的角度看，火车通过农田无论结果如何，其实说明了同一件事：市场经济中外部性与市场失灵的关系。在庇古所看到的情况下，铁路公司列车运行对农业生产带来的损失并不由铁路公司和客户承担，即存在生产中的负外部性。

　　在斯蒂格勒和阿尔钦所看到的情况下，列车运行在客观上起到了"稻草人"的作用，给农业生产带来好处。但铁路公司并不能对此收费，利益由与列车运行无关的农民无偿获得。这就存在生产中的正外部性。

一、外部性

　　外部性是指生产或消费活动给社会其他成员带来好的影响（获取利益）而不获取报酬，或给其他成员带来坏的影响（承受损失）而不需支付成本的现象。

　　根据产生外部性的主体不同，分为消费带来的外部性和生产带来的外部性；根据产生的效应是收益或损失，分为正外部性和负外部性。因此，外部性分为4种情况（表4–2）。

表4–2　经济外部性分类

	生产行为	消费行为
好的影响	生产的正外部性	消费的正外部性
坏的影响	生产的负外部性	消费的负外部性

二、外部性的后果及危害

　　由于经济行为对交易第三方产生的收益或损失不需要支付，因此私人收益≠社会收益，私人成本≠社会成本，导致通过市场交易行为达到的私人均衡≠社会均衡，即私人最优数量≠社会最优数量，具体表现为"产生正外部性的产品供给过少"（图4–3）、"产生负外部性的产品供给过多"（图4–4）。

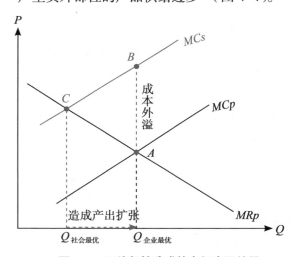

图4–3　正外部性造成的市场失灵结果

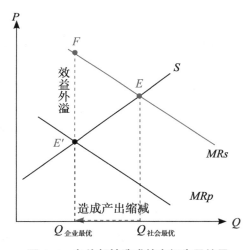

图4–4　负外部性造成的市场失灵结果

　　当产生正外部性时，由于收益外溢，此时，总收益（社会边际收益）MRs= 外溢收益（灰色部分）+ 私人边际 MRp，导致均衡点 E 移动到 E'；结果，就会在企业最优产量进行生产，表现为产出量的缩减。同理，当产生负外部性时，总成本（社会边际成本）MCs = 外溢成本（灰色部分）+ 私人边际成本 MCp，导致均衡点由 C 移动到 A；结果，表现为产出量的扩张。

三、外部性的对策建议

（一）树立生态保护理念

党的二十大报告提出，要推动绿色发展，促进人与自然和谐共生。

大自然是人类赖以生存发展的基本条件。尊重自然、顺应自然、保护自然，是全面建设社会主义现代化国家的内在要求。必须牢固树立和践行绿水青山就是金山银山的理念，站在人与自然和谐共生的高度谋划发展。

我们要推进美丽中国建设，坚持山水林田湖草沙一体化保护和系统治理，统筹产业结构调整、污染治理、生态保护、应对气候变化，协同推进降碳、减污、扩绿、增长，推进生态优先、节约集约、绿色低碳发展。

（二）财政手段

财政手段主要是通过政府对产生负外部性的企业征收庇古税将外溢成本内部化，或者对产生正外部性的企业给予补贴将外溢收益内部化。无论政府采用哪种政策，其基本原理都是通过实行某种有效政策使企业的边际成本和边际收益同其相应的社会边际成本和社会边际收益相等，即实现资源配置的帕累托最优状态。

（三）成立污染权交易市场

污染权被视为一种财产权，通过购买污染权，企业便可获得一种排放一定污染物的权利。企业购买多少污染权，则取决于获得污染权的收益和成本。如果很容易检查污染，并能认定污染者，政府简单地确定污染权便能有效地解决污染的问题。

（四）利益方合并或谈判

如果一个企业与另一个具有外部性（正外部性或负外部性）的企业合并，就将原来的外部性内在化。合并后的单个企业将按照边际收益等于边际成本的利润最大化规则决定自己的产出量。

第五节　信息不充分导致市场失灵

【知识链接】

保险市场的道德风险

获 2001 年度诺贝尔经济学奖的美国经济学家约瑟夫·斯蒂格利茨

（Joseph Eugene Stiglitz）在研究保险市场时，发现了一个经典的例子：美国一所大学学生自行车被盗比率约为10%，有几个有经营头脑的学生发起了一个对自行车的保险，保费为保险标的15%。按常理，这几个有经营头脑的学生应获得5%左右的利润。但该保险运作一段时间后，这几个学生发现自行车被盗比率迅速提高到15%以上。何以如此？这是因为自行车投保后学生们对自行车安全防范措施明显减少。在这个例子中，投保的学生由于不完全承担自行车被盗的风险后果，因而采取了对自行车安全防范的不作为行为。而这种不作为的行为，就是道德风险。可以说，只要市场经济存在，道德风险就不可避免。

一、信息不充分

信息不充分指的是交易双方针对交易对象所掌握的信息不对称，主要是买方对商品信息的缺乏，以及保险市场保险公司对投保人信息的不充分。经济学家乔治·阿克洛夫（George Akerlof）、迈克尔·斯宾塞（Michael Spence）和约瑟夫·斯蒂格利茨（Joseph Stiglitz）由于不对称信息研究的突破，获得了2001年的诺贝尔经济学奖。

生活中信息不充分的例子普遍存在，一个工人对自己会把多少精力用于工作比他的雇主知道得多，一辆二手车的卖主对车况的了解比买主多，一份健康保险单的投保人对自己身体的健康信息知道的比保险公司多，等等。在每种情况下，没有信息的一方（雇主、买车者、保险公司）都想知道相关信息，但有信息的一方（工人、卖车者、投保人）都有掩盖这些信息的激励。

二、信息不充分的后果及危害

信息不充分将会对交易双方的选择行为产生影响，从而降低市场资源配置效率，主要影响有信息缺失一方产生逆向选择、信息充分一方发生的道德风险、信息缺失一方与充分一方的委托 – 代理行为。

（一）逆向选择

逆向选择是指在买卖双方信息不对称的情况下，差的商品必将把好的商品驱逐出市场的现象。

逆向选择现象由肯尼斯·约瑟夫·阿罗于1963年首次提出。乔治·阿克尔洛夫（George A. Akerlof）在1970年发表的著名论文《柠檬市场：质量不确定性和市场机制》中以旧车市场为例对此做了进一步阐述：在柠檬市场，假定存在两类旧车，好的与劣的。买者不完全了解信息，他只愿意按旧车市场的平均价格来决定。但这时对于劣车的主人来说，以高于其内在价格出售其车，而好车的车主则只能按低于其内在价值的价格出售其产品。结果是更多的好的旧车退出这一市场，旧车的质量平均水平下降。

（二）道德风险

道德风险主要出现在保险市场，指的是被保险人投保后，往往更加疏于风险防范，造成风险加大的现象。比如，车主购买了车险后往往更加不小心谨慎地驾驶，导致发生事故的风险增加；购买了健康险后，因为想到发生风险后有保险公司理赔获得经济补偿而更不注重养生保健和疾病预防，从而增加健康风险等。

（三）委托－代理行为

委托人－代理人问题是指由于委托人不能确切地了解代理人的行为，代理人可能追求他们自己的目标而以牺牲委托人的利益为代价的情况。

对交易商品信息的了解需方总是不如供方，因此，供方往往可以凭借信息优势获得商品价值以外的报酬。交易关系因为供需双方信息不对称变成了委托－代理关系，交易中拥有信息优势的一方为代理人，不具信息优势的一方是委托人，交易双方实际上是在进行无休止的信息博弈。例如，在医疗卫生市场，由于供方（医师）具有充分信息（健康状态、诊疗方案等），需方（患者）处于信息不充分状态，因此，患者不得不将主要的决定权（检查内容、用药等）委托给医师，这就是供方代理人现象。

三、信息不充分的对策建议

（一）建立社会保险

当商业保险市场存在逆向选择时，基于精算平衡的商业保险市场势必不断推高保险费率，从而将大量的更为健康的人群排除在市场之外，市场就更为不完备。此时，由政府出面，强制所有人缴费参加的社会保险计划就优于商业保险。能够使得无论低风险还是高风险者都能从信息不充分的痛苦甄别中解放出来，大家共同按照相同的水平缴费，谁发生了风险谁受益。

（二）商品市场信息共享

1. 垂直整合经营　当上游厂商与下游厂商进行生产交接时，会存在"信息不对称"和各种敲竹杠行为。解决之道，可以是它们合二为一，共同进退。例如，如果牛奶加工厂不相信奶农交送的牛奶质量，前者就可以通过自己养牛来保证牛奶质量；如果牧场不相信奶牛吃的饲料的质量，牧场可以自己种草来保障饲料质量。

2. 品质担保　包括卖方自己担保和找人担保。①卖方自己担保行为：如赊销、货到付款、七天无理由退换货等，实际是给买方质量体验，然后鉴定合格或者与描述相符再付款，将质量风险以货款进行抵押担保。加州大学的经济学家克莱因（B. Klein）和莱佛勒（K. Leffler）甚至认为，企业斥巨资请知名艺人代言产品做广告的作用也相当于企业自我抵押担保产品质量。②找人担保行为：如提供专家鉴定书：对于一些贵重商品如玉器、首饰、珠宝等，提供领域资深专家鉴别证书，提高质量保障。再比如经过中间商进行担保交易：创建于 1993 年的"CarMax"，现在是美国最大的二手车商。通过它进行验车和定价卖出去的旧车，一概有质量保障，承接的买家也根本不用担心。

3. 形成品牌　品牌是经过市场检验形成的口碑，是企业长期努力的竞争软实力，卖方非常珍惜这种无形资产，不会因为一点蝇头小利就牺牲掉自己的品牌。品牌商品通常实行连锁经营，消费者无论在连锁店的哪一家购买，均可在任一家实体店进行退换、维修等，一方面增加了卖方残次品出售的成本，另一方面也减少了买方退换货的成本。

（三）要素市场的监督与激励

经济学的基本原理之一就是人们会对激励做出反应。雇主有效采取激励措施进行监督和奖惩，也可以减少信息不充分带来的影响。

1. 给付高工资　根据效率工资理论，一些雇主会选择向其工人支付高于劳动市场供求均衡水平的工资。赚到这种高于均衡水平工资的工人不太可能会怠工，因为如果他被抓住并被解雇，他就可能无法再找到另一份高工资工作。

2. 延期支付　企业会延迟支付工人的部分报酬，因此如果工人被抓住怠工并被解雇，他就会遭受较大的惩罚。延期报酬的一个例子是年终奖金。类似地，一个企业可能会选择在工人生命的后期进行支付，如工人的工资随着工龄而增加的工龄工资。

3. 实行团体惩罚或激励　在团体合作的过程中，要测定或监督每个成员的业绩是不容易的，因而监督成本就会变高。替代的办法就是对整个团体的最终业绩进行评估，达到一个给定的目标时给予团体奖金，达不到则给予团体罚金。因为每个人渴望得到奖金，谁也不愿意受罚，于是每个人就会努力工作。当然在团体活动中很难避免偷懒行为，如果奖金足够高，罚金也足够高，每个人在进行利弊权衡后都会减少这种偷懒倾向。

【思考题】

1. 什么是市场失灵？
2. 引起市场失灵的主要原因有哪些？
3. 市场失灵有哪些危害？
4. 市场失灵如何纠正？

第五章　有效市场与有为政府　▷▷▷

党的二十大报告提出："充分发挥市场在资源配置中的决定性作用，更好发挥政府作用。"市场是如何配置资源的？政府又有何作用？通过本章的学习，我们将了解市场机制的主要构成要素及其作用，掌握宏观经济政策目标及主要政策工具；提高学生对经济现象及经济政策分析的能力；希望学生关心、思考中国市场经济发展形势和所面临的问题，解读政府工作报告，了解当前我国实施的积极财政政策和稳健的货币政策。

第一节　市场在资源配置起决定性作用

【知识链接】

"君子国"好让不争

《镜花缘》是清代文人李汝珍所著的长篇小说，其中第11、12回写的是君子国。君子国的特点是"好让不争"，为了突出"好让不争"，作者以现实社会相争不让最剧烈的也是最常见的市场景况来表现，连续描绘了市场上相类似的三次交易情景。

让我们看看其中的第一次。买货者说："老兄如此高货，却讨恁般贱价，教小弟买去，如何能安！务求将价加增，方好遵教。若再过谦，那是有意不肯赏光交易了。"卖货人则答道："既承照顾，敢不仰体！但适才妄讨大价，已觉厚颜，不意老兄反说货高价贱，岂不更教小弟惭愧？况敝货并非'言无二价'，其中颇有虚头。俗云：'漫天要价，就地还钱。'今老兄不但不减，反而要加增，如此克己，只好请到别家交易，小弟实难遵命。"买货者又说："老兄以高货讨贱价，反说小弟克己，岂不失了'忠恕之道'？凡事总要彼此无欺，方为公允。试问：那个腹中无算盘，小弟又安能受人之愚哩！"谈之许久，卖货人执意不增。买货人赌气，照数付价，拿了一半货物，刚要举步，卖货人哪里肯依，只说"价多货少"，拦住不放。如此这般，你谦我让。只是与现实社会相反，这里的卖方成了买方，立意减价；而买方却成了卖方，务求增价。双方的谦让是那样坚执不从，以致最后路旁的两位老翁出面调停方行解决。

第二次交易也是相持不下，结果也只好由路人出面裁夺。第三次交易，买者硬是放下银子跑了，但卖者还是不罢休，将自认多得的银子给了乞丐，方才心安。总之，如果仅只买卖双方的话，谦让简直是没有止境的。

　　君子国的市场机制是如何发挥作用的？与现实中的市场机制有什么不同？

（《镜花缘》内容节选。）

一、市场经济运行机制

　　在自由竞争的市场经济中，有一只看不见的手引导着人们的各种经济活动，使主观上的自私行为最终达到增进社会总福利的目的——这就是亚当·斯密在其著名的《国富论》中提出的"看不见的手"的原理。

　　市场机制作为一种经济运行机制，是市场机制内部各种要素，如供求、价格、竞争、风险等之间相互作用、相互联系所形成的经济运行的内在机制，是市场运行的实现机制。市场机制主要包括供求机制、价格机制、竞争机制和风险机制。市场机制作用回答了经济学的三大基本问题：生产什么、如何生产、为谁生产的问题。

（一）价格机制

　　价格机制是指在市场竞争过程中，某种商品市场价格的变动与该商品供求关系变动之间有机联系的运动。它通过市场价格信息来反映供求关系，并通过这种市场价格信息来调节生产和流通，从而达到资源配置。此外，价格机制还可以促进竞争和激励，决定和调节收入分配等。

　　如果某种东西是稀缺的——人们如果不以某种他们认为有价值的东西为代价，就不能得到他们想要的数量——就必须建立某种规则或制度，以对那些要求得到稀缺品的人加以甄别，决定谁该得到多少。在市场经济条件下，价格是稀缺性的指示器，只有借助于市场价格才能实现稀缺资源的优化配置。在市场过程中产生的价格不仅体现了消费者对商品的喜好，也体现了企业家对未来的预期、判断等。价格把重要的信息凝结成容易传递的数据，并内嵌其中，这正是价格的奇妙之处。

（二）供求机制

　　供求机制是指通过商品、劳务和各种社会资源的供给与需求的矛盾运动来影响各种生产要素组合的一种机制。它通过供给与需求之间的、在不平衡状态时形成的各种商品的市场价格，并通过价格、市场供给量和需求量等市场信号来调节社会生产和需求，最终实现供求之间的基本平衡。

　　在现实生活中，需求曲线通常向右下倾斜，供给曲线通常向右上倾斜，市场需求曲线 D 与供给曲线 S 的交点 E 就是市场均衡点，均衡点对应的价格 P_E 就是均衡价格，相应的需求量或供给量 Q_E 是均衡数量。

　　在供给不变的条件下，需求增加将导致均衡价格上升，均衡数量增加；需求减少将导致均衡价格下降，均衡数量减少。在需求不变的条件下，供给增加将导致均衡价格下降，均衡数量增加；供给减少将导致均衡价格上升，均衡数量减少。如果供给和需求同时变动，均衡价格、均衡数量的变动则取决于需求和供给的状况及其变动幅度的大小。

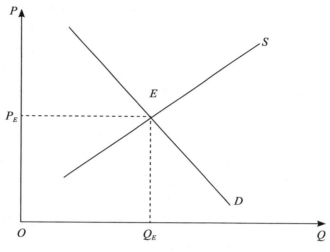

图 5-1　均衡价格和均衡数量的决定

（三）竞争机制

竞争机制是指在市场经济中，各个经济行为主体之间为了自身的利益而展开竞争，由此形成经济内部的必然联系和影响。它通过价格竞争或非价格竞争，按照优胜劣汰的原则来调节市场运行。它能够形成企业的活力和发展的动力，促进生产，使消费者获得更大的实惠。

竞争在市场过程中无处不在，卖方倾向于和其他卖家竞争，买方倾向于和别的买方竞争。在过剩的情况下，卖方相互竞争，争相吸引顾客，甩掉多余的存货。而且这种竞争不是通过暴力和骚乱，而主要是通过降价（只要大家都尊重并执行游戏规则）来实现。卖主是在寻找一种方式和其他的卖主竞争，同时跟买方合作。因此，在过剩的时候价格倾向于下跌。同样地，如果在短缺的情况下，买方相互竞争，争相出价，因此价格倾向于上涨。竞争的过程一直要进行到短缺或过剩得到缓解为止。

竞争机制可以促使生产者根据市场需求组织和安排生产，使生产与需求相适应。企业要想立于不败之地，则必须改进技术，改善经营管理，提高劳动生产率。市场经济之所以具有强大的生命力，之所以能不断地繁荣和发展，竞争机制在其中的作用功不可没。

（四）风险机制

风险机制是市场运行的约束机制，任何一个经济主体都面临着盈利、亏损、破产的可能性，都必须承担相应的利益风险。它以竞争可能带来的亏损甚至破产的巨大压力，鞭策市场主体努力改善经营管理，增强市场竞争实力，提高自身对经营风险的适应能力和调节能力。风险与竞争密不可分，没有竞争就不会有风险，没有风险也不需要竞争。竞争存在风险，风险昭示竞争，两者密不可分，以至于有时人们把它们合在一起，统称为风险竞争机制。

　　企业家进入某个行业往往是冲着获得利润去的，希望市场能验证自己判断的正确性。但是，未来是不确定的，事情并不总像人们希望的那样发生，往往是做出决定、采取行动之后才发现犯了错误，这就造成了亏损。对于利润潜力判断失误的企业家，以及真正遭到经济损失的企业家们，他们毁掉了自己的财富。这样的企业家由于没有有效利用资源而受到了惩罚。这些稀缺资源会被重新分配给其他人，而这些人相信自己可以找到更有利可图、更有效的使用方式。以此风险机制为压力，资源的优化配置得以实现。

　　总的来看，消费者和生产者作为一般商品市场的基本参与者，通过产品市场和要素市场相互作用。如图 5-2 所示，在产品市场中，消费者产生了对汽车、住房、食品等各种商品的需求，并将这种需求信息释放到产品市场中，生产者获得了相应的市场信息，为了获取利润，在价格机制和供求机制的作用下对市场信息做出反应，向产品市场提供相应的产品。在交换过程中，供给和需求相互作用决定了商品的数量和价格，在这个过程中也回答了"生产什么"和"为谁生产"的问题。生产者为了完成产品市场中的商品供给，需要在要素市场中组织生产要素用于生产，生产要素的价格通过要素市场的供给、需求来确定，要素市场的双方通过价格机制、供求机制的作用，完成和回答了"怎样生产"的问题。

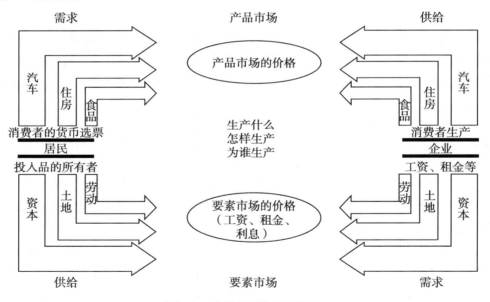

图 5-2　市场机制作用示意图

（五）市场机制的功能

　　市场机制在资源配置中起基础性作用，具有以下主要功能。

　　1. 形成市场价格的功能　商品的价值是在生产过程中形成的，但商品价值要通过交换才能实现，只有通过供求机制和竞争机制转化商品价格，才能形成一般价格水平。

　　2. 资源优化配置的功能　市场机制以价格水平的变化灵敏、高效地向市场中的各个主体提供信息，作为他们决策的依据，同时也是国家提供宏观调控的基本参数。各市场主体出于对自身利益的考虑，将不断地重组以改变资源配置状况，政府也将根据市场价格的变动以调整各项宏观政策，从而影响生产要素在社会各部门和企业的投放比例，由此灵活地引导资源在各部门、各行业之间自由流动，使全社会的资源配置不断地趋于优化，实现资源配置的效率。

3. 供求关系的平衡功能　由于信息的不对称等原因，个别商品的供给与需求、社会总供给与总需求在总量上和结构上经常会发生不平衡。在市场经济条件下，供求与价格相互作用，调节着供给和需求，推动经济总量在动态中实现平衡。

4. 提高效率的激励功能　市场的竞争机制既可以使商品生产的个别劳动时间低于社会必要劳动时间的企业获得超额的利润，从而在竞争中处于优势地位；又可以使商品生产的个别劳动时间高于社会必要劳动时间的企业产生亏损，从而形成被淘汰的压力。这种作用会使企业基于对经济利益的追求，不断采用新技术，加强管理，拓展市场，以提高劳动生产率，降低生产成本，优化产品结构。

5. 经济利益的实现功能　在市场经济中，商品生产者及经营者都是从自身的经济利益出发来从事生产、经营活动的。而经济利益的实现，不仅取决于生产者本身的生产努力程度，而且还取决于市场状况和生产者在市场竞争中的实力。市场机制客观上起着经济利益的实现和调节功能。

6. 经济效益的评价功能　在市场经济中，经济主体的经济活动效果如何，不取决于这些主体的主观评价，而取决于他们生产的产品在市场上实现的程度。只有经过市场机制检验并在市场上实现了的产品，才能被证明是为社会所承认的，才是有效益的。这样，市场就成为社会各种经济活动效益的客观评价者。

二、市场效率

（一）帕累托最优与帕累托改进

市场配置资源是有效率的，在经济学中通常用帕累托最优标准来评价经济效率。对于某种既定的资源配置状态而言，如果不可能在不影响他人境况的条件下来改善某个人的福利状况，则称该状态为帕累托最优状态。

帕累托改进是指没有使任何人境况变坏的前提下，使得至少一个人变得更好。帕累托最优是指没有进行帕累托改进余地的状态。帕累托改进是达到帕累托最优的路径和方法。帕累托最优是效率的"理想王国"。

假定有两种产品（10 单位食品和 5 单位衣服）在甲乙两人间分配。甲如果能得到 4 单位食品、3 单位衣服，则实现最大效用；乙如果得到 6 单位食品、2 单位衣服，则实现最大效用。如果现在的分配是甲分得了 6 单位食品，2 单位衣服，乙分得 4 单位食品、3 单位衣服，这样的分配就不是帕累托最优，或者说缺乏效率。这时候，若甲拿出 2 单位食品，乙拿出 1 单位衣服，相互交换，大家都增进了福利，就是说彼此在不损害他人福利的前提下增进了自己的福利，即为帕累托改进。经过交换，甲得到 4 单位食品、3 单位衣服，乙得到 6 单位食品、2 单位衣服，均已经是效用最大化，即实现了分配的帕累托最优。

市场之所以是解决资源配置的有效机制，经济学认为其原因还在于：市场机制以自愿交换和自由竞争为基础，价格为企业和家庭配置资源提供一个有用的信号，使得资源配置到最需要（或者说最有利可图）的领域中去，从而使得资源获得最有效的利用。资源的配置由经济活动主体自己决定，要自己承担决策的后果：资源配置有效率，个体因此可以获益；资源配置缺乏效率，个体利益就会因此受损。因此，每个个体都有足够的动力去努力提高自己资源的配置效率。

尤其是在完全竞争市场下，实现了交换和生产的帕累托最优。之所以认定实现了交换效率，是因为在交换中所实现的产品在消费者之间的分配对于每个消费者而言都是最理想的状态，不需要再改变了；如果再改变，那就势必导致一些人获利是由于另一些人受损。之所以认定实现了生产效率，是因为通过市场机制实现了最有效的资源配置，从而使每个企业都获得了利润最大化的产量。这种状态对于每个企业而言都是最理想的状态，不必改变资源配置；如果要改变，必然使一部分企业利益受损，虽然因此而使另一部分企业获利。

（二）有效市场与有为政府的结合

正因为市场配置资源是有效率的，所以我国发展社会主义市场经济。社会主义市场经济既要使市场在资源配置中起决定性作用，还要更好地发挥政府的作用，处理好市场与政府的关系，推动有效市场与有为政府的更好结合。

1. 有效市场　就是要充分发挥市场在资源配置中的决定性作用。可以从以下两个方面加以理解：①社会经济资源主要是由市场配置，而不是由政府配置或政府的计划配置；②价格主要由市场决定，而不是由政府制定。市场对资源配置起决定性作用，就是通过价格机制、供求机制、竞争机制等市场机制对资源配置发挥决定性作用。

2. 有为政府　就是要更好地发挥政府作用，发挥好政府在弥补和解决市场失灵方面的重要作用，履行好政府在经济调节、市场监管、社会管理、公共服务和生态环境保护等方面的职能。发挥政府职能和作用是我国经济行稳致远、健康发展的关键因素。

市场和政府是社会主义市场经济中相互配合、有机统一的"两只手"。"看不见的手"和"看得见的手"的作用有机统一、相互补充、相互协调、相互促进。实现"两只手"优势互补、协同发力，才能充分体现和发挥我国社会主义市场经济体制的特色和优势，保障我国经济在实现高质量发展上不断取得新进展。

第二节　打好经济政策"组合拳"

【知识链接】

我国财政政策的历史实践

我国财政政策的智慧体现于"民不加赋而国用饶"，这一表达方式来自北宋宰相王安石，是其变法的核心思想。王安石认为，社会财富并不是一个定数，只要政策适当，可以在不增加百姓负担的情况下，实现国家财政增长。这个观点如果拿王安石的政治对手司马光的观点做个反衬，更容易看出其中智慧。司马光认为："天地所生，货财百物，止有此数不在民间，则在公家。"这是典型的非此即彼观点，只要国家财政增长，国民负担必定增加，如果多留些给国民，则国家只能少拿。

我国一贯主张轻徭薄赋。轻徭薄赋一词，出自东汉班固《汉书·昭帝纪》，曰："海内虚耗，户口减半，光知时务之要，轻徭薄赋，与民休息。"经过残酷的战乱或严重的灾荒之后，社会需要休养生息，这时候国家不失时机地推出适宜的赋税政策，降低税率，部分或全部免除赋税和劳役，减少国家向百姓的索取，允许个体劳动者及其家庭保留更多的生产所得。其结果，不但提高了百姓生产的积极性，而且留存财富的增加，提高了家庭人口抚养能力，直接促进人口再生产，为几年后劳动人口增加、财富增加和国家财政收入增加创造了条件。汉朝的"文景之治"、唐朝的"贞观之治"、清朝的"康雍乾盛世"等，都有国家"轻徭薄赋"的政策之功。

但在历史长河中，也有"苛政猛于虎"一说。孔子过泰山之侧，有妇人哭于墓者而哀。夫子式而听之。使子路问之曰："子之哭也，壹似重有忧者。"而曰："然！昔者吾舅死于虎，吾夫又死焉，今吾子又死焉！"夫子曰："何为不去也？"曰："无苛政。"夫子曰："小子识之，苛政猛于虎也。"

（顾骏.经国济民——中国之谜中国解.
上海：上海大学出版社，2018.）

一、宏观经济政策的目标

宏观经济政策的目标有充分就业、物价稳定、经济持续均衡增长和国际收支平衡。

（一）充分就业

充分就业是宏观经济政策的第一个目标。它一般是指一切生产要素（包括劳动）都有机会以自己愿意的报酬参加生产的状态。由于测量各种经济资源的就业程度非常困难，因此经济学家通常以失业情况作为衡量充分就业与否的尺度。失业是指有劳动能力并愿意就业，但在目前没有从事有报酬或收入的工作的现象。

就业是最大的民生，一头连着万家灯火，一头系着发展大局。就业稳，则人心定、家庭和、社会稳、发展好。党的二十大报告指出：实施就业优先战略，强化就业优先政策，健全就业公共服务体系，加强困难群体就业兜底帮扶，消除影响平等就业的不合理限制和就业歧视，使人人都有通过勤奋劳动实现自身发展的机会。2022年国务院常务会议上，再次强调"确保零就业家庭至少有一人尽快就业"。在2023年新年伊始，多地纷纷表态"确保零就业家庭动态清零"。

（二）物价稳定

物价稳定是宏观经济政策的第二个目标。它是一个宏观经济概念，是指物价总水平的稳定，一般用价格指数来表示一般价格水平的变化。价格指数就是用来反映报告期与基期相比，商品价格水平的变化趋势和变化程度的相对数。价格指数有很多种，很多国家和地区都是用消费者价格指数（consumer price index，CPI）作为度量价格总水平的主要指标。它成为宏观经济政策的目标，是由于通货膨胀对经济有不良影响，为了控制通货膨胀对经济的冲击，很多国家把物价稳定作为宏观经济政策的另一目标。值得注意的是，价格稳定并不是指每种商品的价格固定不变，而是指价格指数的相对稳定，要避免一般物价水平的全面、大幅度的上涨，也就是要避免通货膨胀。

一般认为，物价稳定并不是通货膨胀率为零，而是允许保持一个低而稳定的通货膨胀率。所谓低，就是指通货膨胀率在 1% ～ 3%；所谓稳定，就是指在相当时期内能使通货膨胀率维持在大致相等的水平上。这种通货膨胀率能为社会所接受，对经济也不会产生不利的影响。如果一年内物价的上涨率低于 3%，即实现了物价稳定的目标。

我国 CPI 一直较为平稳（图 5-3），多数月份低于 3%。2020 年年初受新冠疫情、"猪周期"和春节等因素叠加影响，猪肉等食品价格上涨较快，带动 CPI 上涨较多，后随着疫情防控形势持续向好，生猪产能不断恢复，各项保供稳价措施持续发力，CPI 涨幅从 3 月份开始回落。2022 年 CPI 涨幅呈先扩后落走势，当年全国 CPI 上涨 2.0%，涨幅比 2021 年扩大 1.1 个百分点。

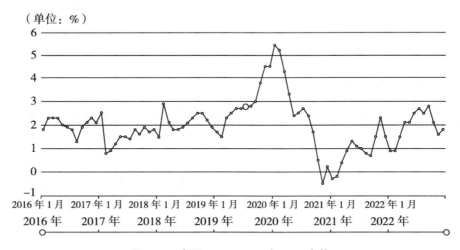

图 5-3　我国 2016—2022 年 CPI 走势

（三）经济增长

经济增长是宏观经济政策的第三个目标。它是指在一个特定时期内，经济社会所生产的人均产量和人均收入的持续增长，这种增长要达到一个适度的年均增长率。通常用一定时期内实际国内生产总值（GDP）的平均增长率来衡量。《中国统计年鉴（2021

年）》显示，我国 1979—2020 年国内生产总值平均增长速度为 9.7%，2001—2020 年国内生产总值平均增长速度为 8.7%。

经济增长率的高低体现了一个国家或地区在一定时期内经济总量的增长速度，也是衡量一个国家总体经济实力增长速度的标志。但是，应当注意，由于 GDP 只是一个衡量总产出的概念，并不包括伴随经济增长到来的生态与环境的影响，因此，经济增长率并不能全面反映一个国家或地区的经济发展的实际状况。经济发展是一个比经济增长含义更广的概念。经济发展既包括经济增长，也包括伴随经济增长过程而出现的技术进步、结构优化、制度变迁、福利改善及人与自然之间关系的进一步和谐等方面的内容。从经济增长与经济发展的关系来看，经济增长是经济发展的前提、基础和核心，没有一定的经济增长，就不会有经济发展。

（四）国际收支平衡

国际收支平衡是国家国际收支中的收入和支出处于基本持平的状态。国际收支平衡可分为静态平衡和动态平衡。静态平衡是指以一个年度周期内的国际收支平衡为目标的平衡，只要年度末的国际收支数额基本持平，就称为平衡。动态平衡是指以一定时期（如 3 年、5 年等）的国际收支平衡为目标的平衡。

在开放型经济中，国际收支是否平衡将对一国国内货币供应量与物价产生较大影响。如果出现过大顺差，则会增加国内货币供应量并相对减少该国市场商品供应量，从而使该国市场出现货币供给偏多、商品供应不足的情况，加剧该国商品市场的供求矛盾，导致物价上涨。如果出现过大逆差，则会增多国内商品供应量，在该国国内货币供应量偏少的情况下，就会加剧该国国内商品过剩，可能导致经济增长停滞。因此，在对外贸易额占国民生产总值比重较高的国家，国际收支能否保持平衡也是一个重要的宏观经济问题，需要借助财政政策和货币政策来加以解决。

二、宏观经济政策

宏观经济政策是指国家或政府为了增进社会经济福利而制定的解决经济问题的指导原则和措施。它是政府为了达到一定的经济目的，在经济事务中有意识的干预。因此，任何一项经济政策的制定都是根据一定的经济目标而进行的。宏观经济政策就是为了达到这些目标而制定的手段和措施。宏观经济政策的实施依赖于可以影响宏观经济活动的政策工具，其中财政政策与货币政策是两大主要的政策工具。

（一）财政政策

财政政策是国家干预经济的主要政策之一。一般来讲，财政政策是指为了促进就业水平的提高、减轻经济波动、防止通货膨胀、实现经济稳定增长而对政府收支、税收和借债水平所进行的选择，或对政府收入和支出水平所做出的决策。

财政政策实际上处理的是国家与国民之间的关系，包括：①如何调动个人积极性，争取最大生产效率，避免市场失序、强弱失衡、贫富失调而导致国家经济混乱、社会解体。②如何提高收入，增强国家实力，完善公共服务，但不超过个人承受能力，避免个人失去动力，损及国家财源，即维持国家与国民关系的张力，寻找两者之间的平衡点。

1. 财政政策工具　是政府为了实现既定的政策目标所选择的操作手段。政府为了实现既定的经济政策目标，主要是通过政府预算变动等财政政策工具来调整政府支出和收入。其中，政府支出包括政府购买、转移支付等，政府收入包括征税、发行公债等。

2. 自动稳定器和相机抉择的财政政策　从财政制度与财政政策对经济波动的调节来看，财政政策一般可以分为自动稳定的财政政策和相机抉择的财政政策。

（1）自动稳定器　这是经济系统本身存在的一种减少对国民收入冲击和干扰的机制。当经济处于萧条、衰退时期，即GDP下降时，这种机制使政府支出自动增加或税收自动减少；同理，在经济繁荣时期，即GDP上升时，它会使得政府支出自动减少或税收自动增加。这种调节是自发的，而无须政府采取任何行动。例如所得税税收体系，当经济进入衰退期，人们的收入减少，其支付的所得税随之减少，这种"自动减税"有助于减缓可支配收入的下降；相反，如果经济进入繁荣时期，人们的收入增加，政府会获得更多的所得税收入，这有助于抑制总需求的增加。

经济学家认为自动稳定器尽管可以起到政府稳定经济和缓和周期波动的第一道防线的作用，但仅靠自动稳定器来自动调节经济以实现持续均衡增长有困难。

（2）相机抉择　即斟酌使用的财政政策，或者称权衡性的财政政策，是指政府根据宏观经济指标分析宏观经济形势后，必须通过政府主动采取一些财政措施，即审时度势变动支出水平或税收来调整总需求水平，以实现物价稳定和充分就业的目标。

这些相机抉择的财政政策组合包括改变政府购买水平、改变转移支付方案和改变税率等。①改变政府购买水平：是使用最多、效果最明显的方法。当经济衰退、失业增加、总需求不足时，政府主动扩大对产品和服务的购买；而在需求过旺、价格普遍上涨时，政府就削减支出，减少购买。②改变转移支付方案和改变税率：就是在经济不景气的时候增加转移支付，降低税率；在经济过热的时候则减少转移支付，提高税率。这两种方法对经济影响也很大，但缺点是不灵活。这些政府干预经济的政策可以简单归结为"逆经济风向"行事。这种交替使用的扩张性和紧缩性财政政策也被称为补偿性财政政策，或称"稳定性"财政政策、"周期性平衡"的财政政策。它实际上就是政府以繁荣年份的财政盈余补偿萧条年份的财政赤字，将年度财政收支平衡变为整个经济周期的财政平衡。

（二）货币政策

货币政策是货币当局，即中央银行，通过控制货币供应量来调节金融市场信贷供给与利率，从而影响投资和社会总需求，以实现既定的宏观经济目标的经济政策。货币政策是国家干预和调节经济的主要政策之一。

货币如同经济中的水，通过货币政策调节流水量，既要满足经济发展的需要，又不能大水漫灌，导致通货膨胀。

货币政策目标是通过一定的货币政策工具来实现的，公开市场业务、法定准备金率、再贴现率是中央银行间接调控金融市场的"三大法宝"。

1. 公开市场业务　这是中央银行最常用、最重要的货币政策工具。它是指中央银行通过在金融市场上公开买卖政府债券来调节货币供给量。公开市场业务分为两类：一类是主动性的公开市场业务，主要是改变准备金水平和基础货币；另一类是被动性的公开市场业务，主要是抵消影响基础货币的其他因素变动所带来的影响。中央银行在公开市场上买卖政府债券可以影响金融机构的信贷规模和工商企业的生产与流通，从而保证经济的稳定协调发展。

2. 法定准备金率　准备金是商业银行库存的现金和按比例存放在中央银行的存款，其目的是确保商业银行在遇到突然大量提取银行存款时能有充足的清偿能力。在现代银行制度中，准备金在中央银行存款中应占的比例是依法规定的，故称为法定准备金率。法定准备金率又称为法定存款准备金率，即银行法（或中央银行）所规定的存款金融机构（商业银行）所吸收的存款中必须向中央银行缴存的准备金比例。

3. 再贴现率　再贴现是相对于贴现而言的，商业银行在其已贴现的票据未到期以前，将票据卖给中央银行得到中央银行的贷款，称为再贴现。中央银行在对商业银行办理贴现贷款时所收取的利率称为再贴现率。这一利率实际上是商业银行将其贴现的未到期票据向中央银行申请再贴现时的预扣利率。再贴现作为西方中央银行传统的三大货币政策工具之一，被不少国家所运用。一般而言，当经济过热时，货币流通量过多，中央银行提高再贴现率，商业银行向中央银行的借款减少，使得商业银行信贷规模缩减，从而减少货币供应量；商业银行的贷款利率随之提高，进而使企业投资和居民消费减少，有效地抑制了总需求。反之，则相反。

4. 其他货币政策工具　现代货币政策工具逐渐趋向多元化，除了上述三种主要政策工具之外，还有其他货币工具作为辅助性措施。

（1）选择性的货币政策工具　其选择性地对某些特殊领域的信用加以调节和影响。包括消费者信用控制、不动产信用控制、优惠利率等。

（2）直接信用控制的货币政策工具　直接信用控制是指中央银行以行政命令或其他方式，直接控制金融机构尤其是商业银行的信用活动。包括贷款限额、利率限制、流动性比率、直接干预。

（3）间接信用指导的货币政策工具　间接信用指导是指中央银行利用道义劝告、窗口指导等办法，间接影响商业银行和其他金融机构的信用创造。

5. 我国创新性货币政策工具　根据货币调控需要，近年来，中国人民银行不断开展公开市场业务工具创新。2013 年，立足现有货币政策操作框架并借鉴国际经验，中国人民银行创设了短期流动性调节工具（short-term liquidity operations，SLO），作为公开市场常规操作的必要补充，在银行体系流动性出现临时性波动时相机使用。主要包括常备借贷便利、中期借贷便利、临时流动性便利、临时准备金动用安排、民营企业债券融资支持工具、定向中期借贷便利、央行票据互换工具、普惠小微企业贷款延期还本付息政策和普惠小微企业信用贷款支持政策及其转换等。

【思考题】

1.在市场经济中，是否可以主要采用以下方式调节资源配置？

（1）采用"按需分配"的方式；

（2）采用"先来先得"的方式；

（3）采用抽签的方式吗；

（4）采用人人平等的方式；

（5）采用"强权就是公理"的方式。

2.案例分析：齐白石是我国近代画坛大师级别的人物，一生留下许多精彩的作品，随着时间的沉淀，这些作品在被越来越多的人喜爱的同时，价格也在日益激增。比如在2017年的保利秋拍上，齐白石《山水十二屏》最终以8.1亿元落槌，加佣金以9.315亿元的天价刷新并改写了全球最贵中国艺术品成交纪录、齐白石个人拍卖最高纪录、中国书画拍卖全球纪录。这样的拍卖活动如何体现市场经济的运行机制？请予以说明。

3.案例分析：我们都知道田忌赛马的故事。战国时期，齐国的贵族很喜欢赛马，而齐威王也不例外，他与齐国将军田忌赛马，各自选出三匹马，分上、中、下三个等级进行赛跑。结果显而易见，齐威王兵强马壮，同等级的马总能略胜一筹，田忌最终以失败收场。田忌的好友孙膑见齐威王的马总是强一点，于是出了计谋，让田忌用下等马对上等马，上等马对中等马，中等马对下等马。结果在第一场大败之后就连胜两场。马还是同样的马，只是调换一下比赛的出场顺序，就能转败为胜。田忌赛马中"调换比赛的出场顺序"是否属于帕累托改进？请予以分析。

第六章　经济学"悖论" ▷▷▷

生活中存在着一些有趣的现象，我们的常识有时候会变得不靠谱，如节约未必能促进经济增长，农民丰产未必丰收，贵的东西未必有用。这些"悖论"背后有哪些经济学知识呢？本章通过运用需求价格弹性、边际效用递减规律等经济理论，主要介绍节约悖论、丰收悖论、价值悖论，提高正确理解经济学中"悖论"的能力，树立节约意识，以及关心、关注、感恩农民的意识。

第一节　节约悖论及其经济学解释

【知识链接】

我国的"尚俭"传统

"尚俭"是我国传统美德的一个重要内容。春秋时期，思想界虽学派林立，百家争鸣，但"尚俭"思想则是各学派共有的伦理主张。儒家奠基人孔夫子提出的"温、良、恭、俭、让"五大德目中，俭是重要的一目。他极力主张俭约而反对奢靡，认为"与其奢也，宁俭"（《论语·八佾》），"奢则不逊，俭则固；与其不逊也，宁固"（《论语·述而》）。道家始祖老子曾指出为人处世须有"三宝"："一曰慈，二曰俭，三曰不敢为天下先。"（《老子》六十七章）其中也把"俭"作为必不可少的一"宝"。墨子则把俭约和淫奢提升到关乎国家存亡的高度上去认识。他说："俭节则昌，淫佚则亡。"（《墨子·辞过》）在各派思想家的宣传教育和倡导下，崇尚俭约、反对奢靡成了华夏民族流传几千年的优良传统，并伴随着历史的发展，进一步得到丰富和发展，对中华民族繁荣起了重要的作用。

党的十八大以来，习近平总书记也在全社会倡导"厉行节约、反对浪费"的风尚，不仅在多次讲话中强调要制止浪费行为，还以身作则，在工作生活中厉行勤俭节约，保持艰苦朴素的生活习惯。

勤俭节约作为我国的优良传统而得以传承，而凯恩斯却提出"奢侈是美德，节俭是罪恶"的观点，到底应该如何来看待"节约悖论"呢？

［马宜章."尚俭"传统及其现实意义.道德与文明，1999（4）：32-34.］

一、节约悖论

（一）曼德维尔悖论

"节约悖论"源于著名的"曼德维尔悖论"——私欲的"恶之花"结出的公共利益的善果。伯纳德·曼德维尔（Bernard Mandeville）于 1670 年出生于荷兰，1691 年获得医学博士后，于 1696 年旅居英国。他于 1714 年正式出版《蜜蜂的寓言——私人的恶德，公众的利益》。在这本书中，他把人类社会比喻为一个蜂巢："这些昆虫生活于斯，宛如人类，微缩地表演人类的一切行为。"在"这个蜜蜂的国度"里，每只蜜蜂都在近乎疯狂地追求自己的利益，虚荣、伪善、欺诈、享乐、嫉妒、好色等恶德在每只蜜蜂身上表露无遗。但令人惊异的是，当每只蜜蜂都在疯狂追逐虚荣和享乐时，整个蜂巢呈现出一派繁荣的景象。后来，邪恶的蜜蜂突然觉悟了，它们开始变得勤俭、节约、正直、诚实起来。但结果却是，整个蜜蜂王国开始变得萧条、不景气，往日的繁荣和繁华荡然无存。伯纳德·曼德维尔用这个奇特的故事告诉了人们这样一个经济学的规律："欲"的"恶之花"可能会结出公共利益的善果。私人以个人利益最大化为目的的行为，有时候可能会促进社会整体利益的增长。

曼德维尔认为个人处处节俭打算，从事储蓄的确是致富之道。但如果认为每个人都实行节俭，国家也可以致富，就是错误的。增加经济繁荣者，乃消费而非储蓄。他还指出："挥霍者却是对整个社会的赐富，除了挥霍者之外，不会伤害其他任何人。"为此，他极力鼓吹奢侈消费，他认为，奢侈支配着上百万穷苦人士，能给上百万人提供就业机会。妒忌和虚荣激起勤劳之风，而妒忌与虚荣的产生，是因为衣、食、住的花样不断翻新，这一奇怪而可笑的恶习变成了推动商业的最重要的力量。

在西方近代思想史上，曼德维尔是一位少有的颇具争议的深刻思想家。其声名狼藉和知名度，就在于他的《蜜蜂的寓言》。该书在 18 世纪初在英国出版后，就曾引起过轩然大波，并引致了欧洲思想界和社会各界对它的批判。曼德维尔本人也遭到了许多人身攻击，被称为"品行极坏的人"。1723 年，当《蜜蜂的寓言》出第 3 版时，英国一个郡的法院还专门为此书立案，判定此书是"在扰乱社会秩序"，是一种"公害"。

（二）凯恩斯经济理论

尽管如此，《蜜蜂的寓言》一书在西方思想史上的影响却经久不衰。第二次世界大战后，英国经济学家凯恩斯继承了曼德维尔的观点，提出了"奢侈是美德，节俭是罪恶"的观点。

凯恩斯提出，对个人来讲，节俭是一种美德，是好事，是值得称赞的。因为节俭是个人积累财富的常用方式，如果每个家庭成员都勤俭节约，增加储蓄，这个家庭就会逐渐富裕起来，生活就会越来越好。但如果一个国家所有的人都节俭，却对整个国家的经济发展和经济增长不利，会导致整个国家的经济萧条和衰败。如人们在穿衣上都很节俭，"新三年，旧三年，缝缝补补又三年"，很多的纺织厂、服装厂都会因此倒闭；如果一辆车一开就是 30 年、50 年，很多汽车制造厂都要关门。这就是说，消费也是拉动经济增长的一个重要动力。一个国家的广大公众都节俭，整个社会的整体消费水平就会降低，整个社会经济发展就会陷入不景气。为此，从整个国民经济发展的角度出发，凯恩斯极力反对新古典经济学关于"节俭是美德"的观点，断言节约造成失业。他说："节约的目的是使工人解除工作……不论什么时候，你节约了 5 先令，你就要使一个人失去一天的工作……假定我们处于这样的极端情况，把自己的收入全部储蓄了起来，那就没有一个人再能找到工作。"他极力鼓吹浪费性消费，为达目的，他甚至鼓吹灾难性消费。无论是在鼓励消费、提倡奢侈的理论方面，还是政策措施方面，他都是集大成者。奢侈有利、浪费有功、节俭有弊的观念，在凯恩斯时代的西方经济学界处于支配地位。

20 世纪 30 年代资本主义出现世界性的严重经济危机时，凯恩斯开出的刺激消费的药方，给濒临死亡的资本主义注入了一针强心剂。不可否认，凯恩斯的经济理论在当时的情况下起到了明显的作用。主要在于在他的理论产生之前，资本主义处在完全的自由经济阶段。盲目投资必然造成大量商品过剩，继之而来的是工厂停工，工人失业，资本过剩，再继之而来的是销毁商品，破坏已经形成的生产力，致使社会生产力出现严重倒退。面对这种情况，凯恩斯给资本主义把脉的结论是有效需求不足，开出的药方是刺激消费，具体措施是国家多发货币，实行赤字财政，发展公共事业，扩大就业。凯恩斯的药方在当时的情况下果然见效，使资本主义摆脱危机，起死回生，又走向了繁荣。凯恩斯的政策，在一定程度上改变了自由资本主义阶段政府对经济完全放任的做法，通过政府对经济的干预，刺激消费，扩大了需求。凯恩斯政策的成功，还在于当时人口相对较少，资源相对丰富，人们的生产及消费没有受到资源瓶颈的制约。

凯恩斯主义政策以菲利普斯曲线为基础，低失业率对应高通胀，高失业率对应低通胀。经济学家认为，通过政府支出，可以刺激经济并降低失业率，同时推高一点点通胀。20 世纪 60 年代的通胀缓慢爬升，到了 20 世纪 70 年代，经济学家被高通胀和如影随形的高失业率弄得抓耳挠腮，情况已经超出了菲利普斯曲线所预言的程度。"滞胀"（stagflation）成了一个糟糕组合的名字：高失业率 – 经济停滞 – 高通胀。菲利普斯曲线失效了，与之一同失效的还有凯恩斯主义经济学。

在 1978 年的冬季，英国遭遇了工人们暴风雪般的罢工潮。在利物浦，掘墓人扔下铲子，死者无法葬入墓地。在其他地方，由于卡车司机的罢工，超市货架上空空荡荡。报纸头条发出经济崩溃的警告，这几个悲惨的月份被称为"不满的冬天"。凯恩斯的理论失灵，以致到 20 世纪末东南亚及日本等国采用刺激消费的政策，对这些国家经济复苏都没有成效。

二、节约悖论的经济学解释

（一）凯恩斯极端模型

在凯恩斯极端模型中，经济的总供给是十分充分的，而且价格水平基本不会发生变化。虽然这是一个极端模型，但在现实中，它仍然有其合理的一面。一方面，它可以解释经济的萧条情况；另一方面，它也可以解释价格刚性（或黏性）的情况。在现实经济中，有时候，当需求发生变动时，企业并不会迅速地调整价格，而是暂时将其价格保持在以前所决定的既有水平上。因为它们会观察一段时间，以便最终决定是否要在下一个时期调整价格。这种情况表明，在短期内，或者说，至少在当前一个有限的时期内，价格是不变的、刚性的，会保持在前定价格（即此前所决定的价格）水平上。尽管在更长时期内，价格还是会发生变化的。但是，如果价格变化缓慢，就可以说价格是黏性的。

此时，经济中的总产量水平主要是由总需求方面的力量来决定。当总需求增加时，只是提高产量和就业，而不会影响价格水平。因此，在这种背景下，鼓励消费，增加总需求，有助于经济发展和繁荣。

（二）消费的积极意义

消费作为拉动经济发展的"三驾马车"之一，对经济发展的积极意义不言而喻。统计数据显示，2011—2021 年我国平均消费率为 55.41%，消费已成为我国经济发展的主要推动力。根据中国银行研究院的数据预测，2021—2025 年社会消费依旧是推动我国经济增长的主要引擎，预计到 2025 年底，消费占 GDP 的比重将超过 60%，消费对我国经济增长具有重要的拉动作用。

（三）发展成果由人民共享

我国坚持发展为了人民、发展依靠人民、发展成果由人民共享。

党的十六大提出"以共同富裕为目标，扩大中等收入者比重，提高低收入者收入水平"。党的十八届三中全会提出要"努力缩小城乡、区域、行业收入分配差距，逐步形成橄榄型分配格局"，这是党和国家文件中首次明确提出"橄榄型分配格局"的改革目标。

"十三五"期间，我国脱贫攻坚战取得决定性进展。2020 年，我国如期完成脱贫攻坚的任务，农村贫困人口全部脱贫，全面消除了绝对贫困。"十四五"期间，我国深入开展脱贫攻坚，保证全体人民在共建共享发展中有更多获得感，不断促进人的全面发展、全体人民共同富裕。

国家发展改革委数据显示，2022 年我国中等收入群体的规模超过 4 亿多人，即中等收入群体占总人口的比例将近 1/3。随着我国经济高质量发展及共同富裕目标的提出，中等收入群体规模将不断壮大，而到 2030 年，预计中等收入人群的比重会超过 50%。

脱贫攻坚的实现及中等收入人群的扩大，将有效扩大消费需求，从而拉动社会经济全面发展，也有利于社会的和谐稳定。

要提升中高端供给水平，满足消费升级有效需求；增强产品与服务品质升级，吸引境外高端消费回流。不断推进产品与服务的更新换代，打造新消费、新体验模式，激发社会消费热情，积极培育新型迭代消费模式，必将成为增强消费内循环经济强大功能的内驱动力。

（四）着力推动高质量发展

习近平总书记指出："高质量发展，就是能够很好满足人民日益增长的美好生活需要的发展，是体现新发展理念的发展。"贯彻新发展理念，实现高质量发展，关键在于根本转变发展方式，从传统主要依靠要素投入规模的扩张拉动经济高速增长的方式，转变为主要依靠要素效率和全要素生产率的提升拉动经济增长。

在新发展理念下，"节约"已不再是悖论。既可以坚持绿色发展，坚持节约优先，建设人与自然和谐共生的现代化；又可以坚持共享发展，坚持把实现好、维护好、发展好最广大人民根本利益作为发展的出发点和落脚点，让人民群众共享经济、政治、文化、社会、生态文明各方面建设成果；还可以顺利推进我国社会主义现代化事业，推动我国经济社会高质量发展，最终实现中华民族伟大复兴的中国梦。

第二节　丰收悖论及其经济学解释

【知识链接】

多收了三五斗

那些戴旧毡帽的大清早摇船出来，到了埠头，气也不透一口，便来到柜台前面占卜他们的命运。

"糙米五块，谷三块。"米行里的先生有气没力地回答他们。

"什么！"旧毡帽朋友几乎不相信自己的耳朵。美满的希望突然一沉，一会儿大家都呆了。"在六月里，你们不是卖十三块么？""十五块也卖过，不要说十三块。""哪里有跌得这样厉害的！"

"现在是什么时候，你们不知道么？各处的米像潮水一般涌来，过几天还要跌呢！"

刚才出力摇船犹如赛龙船似的一股劲儿，现在在每个人的身体里松懈下来了。今年天照应，雨水调匀，小虫子也不来作梗，一亩田多收这么三五斗，谁都以为该得透一透气了。哪里知道临到最后的占卜，却得到比往年更坏的课兆！

上述情景描述来源于叶圣陶先生创作的小说《多收了三五斗》，刻画了农民丰产而不丰收的情景。"旧毡帽"农民何以丰产不丰收呢？

（《多收了三五斗》内容节选。）

一、丰收悖论

丰收悖论是经济学中一个著名的悖论，是指当某年风调雨顺，农作物增产，农民一定喜上眉梢，但当销售农作物时，却使他们大吃一惊：因农产品价格的大幅下降，反而出现农民收入减少，发生"丰产而不丰收"的现象。经济学家用需求价格弹性破解了这个历史问题。

二、丰收悖论的经济学解释

(一) 需求价格弹性理论

1. 弹性及需求价格弹性　弹性是经济学中一个非常重要的概念，它表示一个经济变量相对于另一个经济变量变化的反应程度。需求价格弹性表示在一定时期内一种商品的需求量相对于该商品价格变动的反应程度。即价格变动 1%，需求量相对变动多少。比如某一商品降价 1%，其需求量增加 3%，则需求价格弹性为 3。

2. 需求弹性的类型　一般根据需求弹性系数值的大小，把需求弹性分为以下 5 种类型。

（1）需求富有弹性，其弹性系数值大于 1　这种情况下，需求量变化的百分比超过价格变化的百分比。这种商品价格稍有变化，需求量就会产生较大的变化。一般的奢侈品，如汽车、珠宝等商品需求都是富有弹性的。

（2）需求缺乏弹性，其弹性系数值小于 1　这种情况下，需求量变化的百分比小于价格变化的百分比。这种商品，即使价格发生较大的变化，需求量也只是发生较小的变动。一般的生活必需品都是需求缺乏弹性的。

（3）需求单位弹性，其弹性系数值等于 1　此时，需求量变化的百分比等于价格变化的百分比。

（4）需求完全无弹性，其弹性系数值为 0　这种情况下，无论价格如何变化，需求量都保持不变。医院的诊疗服务，因与人体健康、生命直接相关，偏向于需求完全无弹性。

（5）需求完全弹性，其弹性系数值为无穷大　即价格有极其微小的变化，需求量就会有无穷大的变化。

以上关于商品需求弹性的 5 种类型，其中前 2 种即富有弹性和缺乏弹性的商品在现实中较为常见，而后 3 种情况在现实中不常见。

(二) "谷贱伤农"的一般解释

在丰收年成，粮食增产就意味着粮食的市场供给将增加，将导致粮食价格的下降，进而对粮食的需求会增加。但是粮食的需求价格弹性比较小，需求量只是发生较小的变动。需求量增加所带来的销售收入的增加量，并不能全部抵消价格下降所造成的销售收入的减少量，从而导致农民收入的下降。这就是"谷贱伤农"的一般解释和基本逻辑。

传统"谷贱伤农"的一般解释和基本逻辑是有特定限定条件的。如"谷贱伤农"要求粮食需求保持不变；"谷贱伤农"是市场自发运行的结果，不存在政府干预等。

（三）我国"丰产且丰收"的实践

传统"谷贱伤农"的基本逻辑不能很好地解释中国粮食经济现象，与我国实际情况不符。

1. 我国粮食产量连年上新台阶　2012 年，我国粮食产量首次站上 1.2 万亿斤台阶。在政策的大力支持下，我国粮食生产在前期高位的基础上继续增长。自 2015 年起，我国粮食产量连续 7 年超过 1.3 万亿斤。2021 年，我国粮食产量达 13657 亿斤，为历史最高水平，比 2012 年增加 1412 亿斤，2013—2021 年年均增长 1.2%。

2. 我国居民收入保持较快增长，与经济增长基本同步　我国城乡差距持续缩小，收入比逐年下降。随着乡村振兴战略和脱贫攻坚各项政策的纵深推进，农村居民人均可支配收入增速持续快于城镇居民。2021 年城镇居民人均可支配收入 47412 元，比 2012 年增长 96.5%；农村居民人均可支配收入 18931 元，比 2012 年增长 125.7%。2013—2021 年，农村居民年均收入增速比城镇居民快 1.7 个百分点。2021 年城乡居民人均可支配收入之比为 2.50（农村居民收入 =1），比 2012 年下降 0.38，城乡居民收入相对差距持续缩小。

究其原因，这是因为我国采取了一系列措施，缓解了"谷贱伤农"现象。我国高度重视粮食安全。农业生产技术不断进步，良种化、化肥化、机械化、农业基础设施高级化等方面进步十分明显，农业生产技术的进步通过提高劳均粮食产量，使"谷贱伤农"现象得以缓解。在打工比较利益的吸引下，农村剩余劳动力向非农产业持续转移，直接从事农业生产的劳动力人数逐渐减少，从而导致农业劳动力生产效率的提高，并导致劳均粮食耕种纯收入和劳均工资性纯收入同步增长。粮食需求刚性增长，多数年份我国粮食供需仍然是紧平衡的，即供需平衡达到或基本达到，但剩余不多或储备不多。国家惠农政策持续跟进，加大对粮食生产的支持力度，继续实施稻谷、小麦最低收购价政策，在内蒙古自治区和东北三省实行玉米、大豆生产者补贴，实施大豆振兴计划，实行粮食安全党政同责等一系列政策措施，保证了我国粮食稳产高产，农民实现丰产增收。

第三节　价值悖论及其经济学解释

【知识链接】

中华民族的亲水治水传统

中华文明的孕育发展与水资源息息相关，中华民族的历史就是一部逐水而居、循水而治、因水而兴的发展史。早在远古时期，中华先民多选择丘陵地带的江河两岸"缘水而居"，江河和丘陵中的动植物为先民采食提供了便利。进入新石器时代，生产力水平有所提高，先民们不再单纯依靠大自然，学会了在土壤肥沃的冲积平原灌溉种植。黄河流域尤其是中下游的大小支流都可以看到中华文明最早的印迹。不仅如此，中华大地上大江大河纵横，长江、珠江、淮河、海河、辽河等都滋养和哺育着中华文明。人水关系特殊而复杂，中华民族在亲水与治水中繁衍生息。千百年来中华民族逐水而居、以水为财；但中国水旱灾害频发，中华民族一直在与之作斗争。中华民族的治水传统历史悠久，早在4000多年前，就有大禹天下为公、改堵为疏的治水活动。随着历史的发展，大禹治水凝聚成先祖与自然灾害尤其是水旱灾害斗智斗勇的精神象征，治水也成为"经世之学"。纵观中国历史，治水从来都不单单是技术问题，而是关乎政权稳定的重大政治问题，水情成为王朝兴衰的"晴雨表"。历代王朝的统治者尤其是有所作为的君主和官吏，都将兴水利、除水害作为治国理政之要务。如春秋时期楚国令尹孙叔敖修建芍陂，战国末期秦国李冰修建都江堰，汉武帝亲率群臣于瓠子决口处指挥封堵洪水，北宋杭州刺史苏轼疏浚西湖，等等。这些治水兴民的善举为后世铭记。中华民族与水相伴、相争、相和，"因水以为师""身执耒臿，以为民先"的治水精神成为民族精神的重要组成部分，"上善若水""智者乐水""水利万物而不争"等充满智慧的哲思成为民族特有的文化心理。简言之，中华民族五千多年文明之中所蕴含的亲水传统、治水观念丰富着中华民族的精神世界，也为现代治水理论提供了丰沃的文化土壤。

水的重要性对于人类不言而喻，但经济学之父亚当·斯密曾提出"钻石与水的价值悖论"，这是为什么呢？

[许素菊，支克蓉．习近平治水重要论述的理论渊源、实践指向与价值意蕴．马克思主义与现实，2022（2）：26—32.]

一、价值悖论

钻石与水悖论首次由亚当·斯密在他的著作《国富论》里提出，也称作价值悖论。亚当·斯密说："没什么东西比水更有用，但能用它交换到的货物却非常有限，人们用很少的东西就可以换到水。与此相反，钻石没有什么用处，但可以用它换来大量的货品。"

众所周知，钻石对于人类维持生存没有任何价值，然而其市场价值非常高；相反，水是人类生存的必需品，其市场价值却非常低。这种强烈的反差就构成了这个悖论。

二、价值悖论的经济学解释

（一）亚当·斯密对价值悖论的解释

亚当·斯密提出此悖论后，试图从区分交换价值和使用价值、物质稀缺性两方面来解释价值悖论。

1. 区分交换价值和使用价值　亚当·斯密指出："使用价值最大的东西通常很少或没有交换价值；相反，那些在交换中具有最大价值的东西通常很少或没有使用价值。"

这里，亚当·斯密区分了交换价值和使用价值。一物的交换价值是指一物用于交换对于个人的价值，等于市场价格，表示由于通过交换一物而占有另一物而取得的对他种货物的购买力。比如对于斯密，鸡蛋的交换价值就是它的市场价格，表示通过换出鸡蛋而占有货币或另一物而取得的对他种货物的购买力。另一方面，一物的使用价值则涉及直接使用该物的有用性。

亚当·斯密在分析"钻石与水的价值悖论"时，基于对不同物品的使用价值的考量（以有用性来衡量），又把其使用价值和交换价值相比衬来解答这一"悖论"。他在书中事实上区分了水和钻石的不同性质的有用性：水是用来满足基本的生活需要的，离开水，人就不能活下去；钻石不是用于满足基本的生活需要，而是作为饰品，用来满足某种快乐，离开它，人照样能够活下去。

2. 稀缺性 亚当·斯密还在一定程度上考虑了物品的稀缺性，指出钻石与水的价值和稀缺性有关："在任何程度上有用或美丽的物品，其价值都会因其稀缺性而大大提升。"他还写道："事实上，廉价与丰裕是同一回事。正是因为有充足的水，所以提水所得的水才如此便宜，而钻石的稀缺性（其真正的用途似乎还没有被发现）才使得它们如此昂贵。"

综合这两方面的考虑，亚当·斯密认为，这就是钻石的价格（作为交换价值）远远高于水的价格的原因。更让人惊奇的是，他在《国富论》发表 10 年前的一次演讲中，就指出钻石和水的价格不同是由于稀缺性不同。他在演讲中注意到，一个迷失在沙漠里的富裕商人会以很高的价格来评价水，并且他认为如果能成倍提升对钻石的大量生产，钻石的价格将大幅度下跌。

（二）边际效用递减规律对"价值悖论"的解释

门格尔作为边际效用论的创始人之一，采取了边际分析法来解释"价值悖论"。消费者往往要从主观效用的角度去评价财货的价值。门格尔显然看出了这个问题，于是他说道："一种财货可以对某一个人有价值，而对情况不同的其他人却没有价值，这一点也不矛盾。现在，价值尺度也完全是主观性的，因而随着需求量与支出量的不同，一种财货对某一经济人有较大的价值，而对第二人则只有较小的价值，对第三人甚至完全没有一点价值。"于是，他将价值的衡量尺度，由过去的劳动力投入量改为当事人所感受到的边际效用。边际效用的意思是增加一单位的消费能带给个人多少的新增满足感（效用）。如果一个人已经吃了好几块巧克力，那么他再多吃一块巧克力的边际效用是无法和吃第一块巧克力的边际效用相提并论的。

如果门格尔拿这个主观价值论来分析亚当·斯密的"水与钻石的悖论"，他会说："当事人从所获得的钻石中实现的边际满足，是否会大于其从所获得的水中实现的边际满足，要看当时他的需要情况才能决定。如果他极度需要水，水的价值自然要高过钻石；反之，如果他已嫌水太多，水自然就没什么价值了。"

当一个人极度需要水而水又极度缺乏时，譬如在沙漠中，人把水喝光了又见太阳高挂，他会愿意以手指上的钻戒去交换一杯水。这个时候，他觉得拥有水的价值远胜过拥有钻石。当他正准备交易时，突然天降甘霖，他会立即把交易叫停，因为这时水已经没什么价值了，别忘了，他还是一样的渴；也别忘了，钻戒始终是他手上的那颗。

由于钻戒和他对钻戒的喜爱都没有发生变化，发生变化的只是他对于水的需要。所以，这个悖论谈到的需要，只是他那时起心动念的需要。只有在沙漠中，人把水喝光又太阳高挂的情境下，他才愿意以钻戒交换一杯水。假若他还有完全一样的第二颗钻戒，在喝完第一杯水的当下，他是不会愿意再以第二颗钻戒去交换第二杯水的。

想喝第一杯水时的边际效用是没水喝时的边际效用，想喝第二杯水时的边际效用是已喝完第一杯水时的边际效用。同样一杯水，在不同情境下的边际效用是不同的。

总之，商品的价值取决于个人当时的边际效用；边际效用不同了，价值也就不同了；钻戒的价值没有改变，但前后两杯水的价值不同了。这个悖论不只是说，边际效用决定了价值，它也告诉我们：边际效用也决定了选择。在面对第一杯水时，这个人选择了水；在面对第二杯水时，他选择了钻戒。不论是选择水，还是选择钻戒，他都是在选择的当下比较了两种商品的边际效用。

【思考题】

1. 就中国的环境而言，如何看待凯恩斯的"需求旺盛可以带来经济繁荣"这一理论？

2. 影响需求价格弹性的因素有哪些？请简要加以分析。

3. 你能否试着将边际效用分析应用到个人对人生态度的抉择，多点金钱或多点休闲？

第七章　特殊效应 ▷▷▷▷

现实中的经济决策或多或少受到了某些行为、现象的影响。我们剖析特殊效应的目的就是要明确其产生条件、影响机制，并指出对我们做出选择可能产生的正、反面影响，从而引导大家理性看待、采取合意的经济行为。

第一节　破窗效应

【知识链接】

福祸相依

老子《道德经》第五十八章："祸兮，福之所倚；福兮，祸之所伏。"意思是说，遭遇灾祸，福禄倚靠着；得到福禄，灾祸潜伏着。比喻坏事可以引发出好的结果，好事也可以引发出坏的结果。也就是说，在一定条件下，福能变成祸，祸能变成福。

法国经济学家弗雷德里克·巴斯夏（Frédéric Bastiat）从一面被顽童砸碎的橱窗玻璃引发的经济变动视角，提出了著名的"破窗效应"。破窗效应是巴斯夏作为批评的靶子而总结出来的，因此也称为"破窗谬论"，收录于其文章《看得见的与看不见的》（*What Is Seen and What Is Not Seen*，1848）。

一、破窗效应与破窗理论

破窗效应指的是，由于"破窗"行为，导致破窗的主人更换玻璃，增加安装玻璃和生产玻璃等相关工作，从而增加产出，推动社会就业，也称为"破坏性创造"。破窗效应与破窗理论不同。

破窗理论是由美国政治学家詹姆士·威尔逊（James Q. Wilson）及犯罪学家乔治·凯林（George L. Kelling）提出，并刊于 *The Atlantic Monthly* 1982 年 3 月版的一篇题为 *Broken Windows* 的文章。破窗理论指的是破窗行为导致的破窗在修复前，将导致更多的窗户被打破。指出环境可以对一个人产生强烈的暗示性和诱导性，环境中的不良现象如果被放任存在，会诱使人们仿效，甚至变本加厉。以一幢有少许破窗的建筑为例，如果那些窗不被修理好，可能将会有破坏者破坏更多的窗户。最终他们甚至会闯入建筑内，如果发现无人居住，也许就在那里定居或者纵火。一面墙，如果出现一些涂鸦没有被清洗掉，很快墙上就布满了乱七八糟、不堪入目的东西。一条人行道有些许纸屑，不久后就会有更多垃圾，最终人们会视若理所当然地将垃圾顺手丢弃在地上。

因此，破窗效应是站在经济学的视角，分析破坏性行为对经济产出和就业的影响；而破窗理论是从心理学、犯罪学的视角，分析破坏性行为对社会行为的影响。

二、破窗效应的提出

巴斯夏通过下面这个寓言式的故事解释了破窗效应。

一位名叫詹姆斯的店主，他的儿子不小心砸坏了家里的一扇橱窗玻璃，店主怒气冲冲追出来时，他的儿子却早已逃之夭夭。一群人围了上来，开始幸灾乐祸地盯着橱窗的破洞及散落在面包和馅饼上的玻璃碎片。

不一会儿，人们觉得应该进行理性思考。其中有几位必定会彼此提醒：这桩倒霉事也还是有好的一面——玻璃工又有生意了。他们越琢磨越来劲。一面新的玻璃橱窗需要多少钱？250法郎？这笔钱可不算少。不过，要是玻璃永远都不破，那么做玻璃生意的人吃什么？接着，事情自然就没完没了。玻璃工多挣了250法郎，会拿出250法郎的一部分或者全部去别的商家那里消费，这些商家因此也会收入增加，然后又会向更多的商家买东西，如此一直循环下去。因此，在乘数效应的作用下，打破橱窗玻璃会使国民收入增长 $\{250\times[1/(1-MPC)]\}$ 法郎（MPC为边际消费倾向）。

一面破橱窗能够在不断扩大的范围内提供收入和就业机会。要是照这个逻辑推下去，围观人群得出的结论便是：砸坏橱窗玻璃的那个小顽童，不仅不是社会的祸害，反而是造福大众的善人。

现在换个角度看看：至少围观者做出的第一个结论没错，这个小小的破坏行为，的确会给玻璃工带来生意。玻璃工对于这起事件的惋惜之情和殡葬承办人面对他人的死亡一样。但是，面包店主更换橱窗玻璃而损失掉的250法郎，原本是打算拿去做一套衣服的。因为他要换橱窗，出门就穿不成新衣服了（或者少了同等价钱的其他日用品或奢侈品）。他原来有一面橱窗和250法郎，现在只剩下一面橱窗了。或者说，在准备去做新衣服的那个下午，他本来可以同时拥有橱窗和新衣服，而结果只能面对有橱窗没新衣服的现实。如果把他当作社会的一部分，这个社会就损失了一套原本会有的新衣服，于是变得比以前更穷了。

简单来说，玻璃工的这桩生意，不过是裁缝师失去的生意。整个过程并没有新增"就业机会"。那些围观的人只想到了交易双方——面包师和玻璃工的情况，却忽略了可能涉及的第三方——裁缝师。人们过两天就会看到崭新的橱窗，但绝不会看到那套新衣服，因为它永远不会被做出来。人们总是只看到眼前所见的东西。

三、破窗效应在经济学中的应用

有些人不屑于谈论小小的破坏行为带来的蝇头小利，却醉心于"巨大的破坏行为能让人们受益无穷"的理论。他们看到，地震、洪水、台风等灾害后重建家园时增加的巨大需求，还声称战争对经济是如何有利，非和平时期所能及。他们看到的是只有通过战争才能实现的"生产奇迹"。

他们认为，战争时期庞大的需求"累积"或"滞塞"，会给战后的世界带来繁荣。第二次世界大战结束后，在欧洲，他们兴致勃勃地清点出那些被战火夷为平地、必须重建的房子和城市。在美国，他们清点出战争期间无力兴建的房屋、短缺的尼龙袜、报废的汽车和轮胎、过时的收音机和电冰箱。他们汇总出来的这些事物，数额大到令人震惊。他们认为，这是战争带来的"经济成果"，就像是总需求增加了；但其实，只是其他方面需求的转移。战争的确会有一些补偿性因素。比方说，战争期间的技术发现和进步，可以在某个局部提高个人或国家的生产力，也可能由此带动整个社会生产力的提高。战后需求的形态绝对不会和战前完全相同。但是，不能因为这些错综复杂的情形而忽视最基本的真理：大肆破坏具有价值的任何东西都会造成净损失、不幸或灾难。个别特殊情况下或许有这样那样的补偿性利益，但从总体上看，这种破坏绝不是恩赐或福音。

欧洲人盖出了数量空前的新房子，可是，在他们大兴土木的同时，可用于生产其他产品的人力和生产能力就会随之减少。人们买了房子之后，对于其他产品的购买能力也会随之下降。简单地说，战争改变了人们战后的努力方向，战争打破了各行各业原有的平衡，改变了工业结构。战火摧毁的东西越多，世界就会变得越贫困。

四、破窗效应的反思及启示

（一）只看到片面、局部影响

在所有学科中，经济学受到谬论的困扰最多。主要原因是，人们总是只看到某项政策的即时影响，或者只看到对某个特殊群体产生的影响，而不去探究其对所有群体产生的长远影响，即忽视整体和间接后果的谬论。

破窗效应的谬误之处在于，它只看到破窗的启动效应，和由此引发的乘数效应，却没有充分考虑灾害等破坏性行为对社会财富所造成的破坏及其所产生的经济损失，将落脚点局限在恢复与重建所带来的经济活动增量上，而实际社会财富并没有增加。增加的只是没有效益的经济活动总量，并且以消耗社会资源为代价。在这个意义上，人们更应该关注的是防止破坏行为的发生，而不是"破窗效应"引发的经济效应预期。

（二）抓早抓小、防微杜渐

千里之堤，溃于蚁穴。生活中，我们要时刻保持警惕，及时发现问题，迅速做出回应，而不是放任自流，更不要做"破窗"的帮凶，而要成为"破窗"的修理工。

第二节　马太效应

【知识链接】

中国传统文化中对马太效应的论述

《老子》第七十七章曰："天之道，其犹张弓欤！高者抑之，下者举之，有余者损之，不足者补之。天之道，损有余而补不足；人之道则不然，损不足以奉有余。孰能有余以奉天下？唯有道者。是以圣人为而不恃，功成而不处，其不欲见贤。"自然法则不就像拉弓箭吗？弦拉高了就把它压低一些，低了就把它举高一些，拉得过满了就把它放松一些，不足了就把它再拉紧一些。自然规律是减少过剩和补足不足。然而，人类社会的法则却不是这样，是减少不足的来奉养有剩余的。那谁能减少有余的，以补给天下人的不足呢？只有得道者。得道的圣人，有所成就而不居功，他们是不愿意显示自己贤能的。

一、马太效应

马太效应（Matthew effect）最初由美国科学史研究者罗伯特·莫顿（Robert K. Merton）于 1968 年提出，用以概括以下这种社会心理现象："相对于那些不知名的研究者，声名显赫的科学家通常得到更多的声望，即使他们的成就是相似的；同样地，在一个项目上，声誉通常给予那些已经出名的研究者。"这种强者愈强、弱者愈弱的现象，因为起源于圣经《新约·马太福音》的一则寓言："凡有的，还要加给他叫他多余；没有的，连他所有的也要夺过来。"所以被罗伯特·莫顿称为马太效应。

马太效应指的是存在的两极分化现象，即任何个体、群体或地区，在某一个方面（如金钱、名誉、地位等）获得成功和进步，就会产生一种积累优势，就会有更多的机会取得更大的成功和进步。

此术语后为经济学界所借用，反映"赢家通吃"这种经济学中收入分配不公的现象。

二、马太效应的提出

罗伯特·莫顿提出的马太效应，源自圣经《新约·马太福音》第 25 章的寓言：一个人要往外国去，就叫了仆人来，把他的家业交给他们。按着各人的才干，给他们银子。一个给了五千，一个给了两千，一个给了一千，就往外国去了。那领五千的，随即拿去做买卖，另外赚了五千。那领两千的，也照样另赚了两千。但那领一千的，去掘开地，把主人的银子埋藏了。

过了许久，那些仆人的主人回来了，和他们算账。那领五千银子的，又带着那另外的五千来，说："主啊，你交给我五千银子，请看，我又赚了五千。"主人说："好，你这又良善又忠心的仆人。你在不多的事上有忠心，我把许多事派你管理。可以进来享受你主人的快乐。"那领两千的也来说："主啊，你交给我两千银子，请看，我又赚了两千。"主人说："好，你这又良善又忠心的仆人。你在不多的事上有忠心，我把许多事派你管理。可以进来享受你主人的快乐。"那领一千的，也来说："主啊，我知道你是忍心的人，没有种的地方要收割，没有散的地方要聚敛。我就害怕，去把你的一千银子埋藏在地里。请看，你的原银在这里。"主人回答说："你这又恶又懒的仆人，你既知道我没有种的地方要收割，没有散的地方要聚敛，就当把我的银子放给兑换银钱的人，到我来的时候，可以连本带利收回。夺过他这一千来，给那有一万的。因为凡有的，还要加给他，叫他有余；没有的，连他所有的也要夺过来。"

三、马太效应在经济学中的应用

（一）产业集聚和分化的影响

经营规模越大的企业，由于规模经济效应的作用，具有更低的平均成本和边际成本，产生更大的经营竞争优势，获得更多的经济利润。经济利润又可以转化为投资进行扩大再生产，从而具有越来越明显的规模经济和竞争优势，获取越来越大的市场份额，进一步降低平均成本……产业越做越大，发生集聚现象，最终形成产业龙头。反之，经营规模小的企业，由于规模不足，平均固定成本难以有效降下来，因此，难以形成竞争优势，如果产品具有替代性，则会逐步地被市场淘汰。这就是市场机制中竞争机制体现的马太效应。

（二）收入分配差距过大的影响

一个人拥有的财富越多，获得的资本报酬就越多；拥有的资源越多，获得的投资机会就越多，就会拥有更多的财富。长此以往，拥有不同财富和资源的群体之间的收入差距就会越来越大，产生贫富差距。

（三）金融投资的影响

价格上涨的股票，投资者的预期乐观，因此投资欲望强烈，买单增加，股价继续上涨；价格下跌的股票，投资者的预期也会悲观，投资欲望降低，抛单增加，股价继续下跌。这就是股票市场的"买涨不买跌"效应。

（四）个人职业生涯的影响

马太效应对个人发展最严重的影响就是它所产生的连锁反应。当个人职业发展不好，其所接触到的资源、平台和人脉也越来越贫乏，在外部环境、条件和资源都越来越欠缺的状况下，个人发展是很难有所突破的。将此放入组织内部考察就会发现，在组织规模越大的企业里，马太效应越发明显。核心部门的员工、业务骨干等，与边缘部门及辅助人员等除了薪资有巨大的差别外，所拥有的资源、晋升机会、发展平台、人脉等也相差甚远。

四、马太效应的反思及启示

（一）综合考虑事物的量变和质变

不要只看到事物发展的短期趋势，其只反映数量方面的变化，而忽视性质的变化；也要分析事物发展的长期趋势、质的变化。事实上，在客观世界，任何事物都遵循发生－发展－成熟－衰老－灭亡的规律，没有什么是永远不变的。

（二）马太效应的缺陷

马太效应不具备普遍意义，只是对短期趋势理论的一种假说，难以证明普遍的真理性。比如，难以解释在很多领域存在的"后发优势""弯道超车"现象。

（三）政策价值

政府需要对资源禀赋差异引起的机会不公进行优化配置，推进均等化，如义务教育资源、公共产品和公共卫生服务资源等，减少差距过大现象。

第三节　棘轮效应

【知识链接】

中国传统文化中对消费规律的论述

《左传·庄公·庄公二十四年》曰："俭，德之共也；侈，恶之大也。"沉湎于物质享受，必然玩物丧志，不可能有更高的精神追求。宋代司马光在《温国文正司马公文集·训俭示康》中也有这么一句话："吾今日之俸，虽举家锦衣玉食，何患不能？顾人之常情，由俭入奢易，由奢入俭难。吾今日之俸岂能常有？身岂能常存？一旦异于今日，家人习奢已久，不能顿俭，必致失所。岂若吾居位、去位、身存、身亡，常如一日乎？"其大意是说，我现在的俸禄，即使全家穿绸挂缎、膏粱鱼肉，还担心有什么做不到的吗？然而人之常情，由节俭进入奢侈很容易，由奢侈进入节俭就困难了。像我现在这么高的俸禄难道能够一直拥有？身躯难道能够一直活着？如果有一天我罢官或死去，情况与现在不一样，家里的人习惯奢侈的时间已经很长了，不能立刻节俭，那时候一定会导致无存身之地。而在经济学中，则有经济学家把这种现象形象地比喻为"棘轮效应"。

一、棘轮效应

棘轮效应（ratcheting effect），由美国经济学家詹姆斯·杜森贝利（James S. Duesenberry）在其相对收入假说中论证消费函数时提出的，用以反映消费与收入之间具有的关系，即消费者易于随收入的提高增加消费，但不易于随着收入降低而减少消费，以致产生有正截距的短期消费函数。这种收入变化对消费的影响被称为棘轮效应。

二、棘轮效应的提出

西方主流经济学家凯恩斯认为，人们的消费支出是绝对收入水平的正相关函数，随着绝对收入水平的上升而增加，随着绝对收入水平的下降而减少，即主张消费是可逆的。但是杜森贝利认为这是不可能的，他在《收入、储蓄的消费行为理论》中指出，因为人是复杂的，并非单纯的经济人，所以人的消费决策并非纯粹理性的决策，还取决于长期形成的消费习惯，这种消费习惯受多种因素的影响，如生理和社会需要、个人的经历、个人经历的后果等，而个人在收入最高的时期所达到的消费标准对消费习惯的形成有很重要的作用，这导致即使收入水平下降，人们还是会习惯性地保持之前收入较高时期形成的消费习惯。

棘轮本是机械构造中的一种单向齿轮，具有只能向一个方向转动，而不能反方向转动的特性。杜森贝利将棘轮这种特性形象地形容消费只能随着收入增加而上升，不能随着收入减少而下降的现象，称作"棘轮效应"。

杜森贝利认为，消费与所得在长时期维持一个固定比率，故长期消费函数是从原点出发的直线，但短期消费函数则为有正截距的曲线。这不论从时间数列或从横断面观察都是如此。

先从时间数列来观察。依照人们的习惯，增加消费容易，减少消费则难。因为一向过着相当高的生活水准的人，即使收入降低，多半不会马上因此降低消费水准，而会继续维持相当高的消费水准，故消费固然会随收入的增加而增加，但不易随收入的减少而减少。因此，就短期观察时，可发现在经济波动过程中，收入增加时低收入者的消费会赶上高收入者的消费，但收入减少时，消费水平的降低相当有限。因此，短期消费函数不同于长期消费函数（图7-1）。

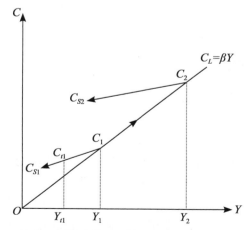

图7-1 杜森贝利的消费（C轴）与收入（Y轴）变动关系

注：图片来自：高鸿业.西方经济学（宏观部分）.6版.
北京：中国人民大学出版社，2014：588.

当经济稳定增长时，消费为收入的固定比率，故长期消费函数为 $C_L=\beta Y$。但在经济变动期，则短期消费函数有不同形态。例如原先收入为 Y_1 时，消费为 C_1。当收入由 Y_1 减少时，消费不循 C_L 的路径，而循着 C_{S1} 的路径变动（$C_{t1}/Y_{t1} > C_1/Y_1$，即平均消费倾向变大）。反之，当收入由 Y_{t1} 逐渐恢复时，消费循着 C_{S1} 的路径变动，直至到达原先的最高收入水平 Y_1 时的 C_1 为止。当经济由 Y_1 稳定增长时，消费又走 $C_L=\beta Y$ 的路径。然而，当收入在 Y_2 处再次发生衰退时，短期消费又变成沿着 C_{S2} 的路径变动。

人的消费习惯形成之后有不可逆性，即消费水平易于向上调整，而难于向下调整。尤其是在短期内消费是不可逆的，其习惯效应较大。这种习惯效应，使消费取决于相对收入，即相对于自己过去的高峰收入。

三、棘轮效应在经济中的应用

棘轮效应可以很好地解释历史典故"象箸之忧"，语出战国《韩非子·喻老》的一则寓言，原句为"昔者纣为象箸而箕子怖"。

商朝时，纣王登位之初，天下人都认为在这位精明的国君治理下，商朝的江山一定会坚如磐石。

有一天，纣王命能工巧匠用象牙做了一双筷子，十分高兴地使用这双象牙筷子就餐。他的叔父箕子见了，劝他收藏起来，而纣王却满不在乎，满朝文武大臣也不以为然，认为这本来是一件很平常的小事。

箕子为此忧心忡忡，有的大臣莫名其妙地问他原因，箕子回答说："纣王用象牙做筷子，必定再不会用土制的瓦罐盛汤装饭，肯定要改用犀牛角做成的杯子和美玉制成的饭碗；有了象牙筷、犀牛角杯和美玉碗，难道还会用它来吃粗茶淡饭和豆子煮的汤吗？大王的餐桌从此顿顿都要摆上美酒佳肴了；吃的是美酒佳肴，穿的自然要绫罗绸缎，住的就要求富丽堂皇，还要大兴土木筑起楼台亭阁以便取乐了。对这样的后果我觉得不寒而栗。"

仅仅 5 年时间，箕子的预言果然应验了，纣王造了酒池肉林，设了炮烙的酷刑，恣意骄奢，便断送了商汤绵延 500 年的江山。

四、棘轮效应的反思及启示

收入对消费的棘轮效应带给人们以下几点启示。

（一）消费是收入的函数

总需求不足是当前经济运行面临的突出矛盾，如何提振需求是解决的关键着力点。总需求由消费、投资和出口三驾马车拉动，而消费是主力，要充分发挥消费的基础作用和投资的关键作用扩大内需，使社会再生产实现良性循环。美国胡佛研究所（Hoover Institution）的高级研究员迈克尔·斯彭斯（Michael Spence）曾指出，"经济学最终要解决的不是市场问题，而是社会资源的分配和配置问题"。（A. Michael Spence. Markets aren't everything. New York：Forbes，2009：12.）为此，习近平总书记在 2022 年中央经济工作会议上指出，"消费是收入的函数"。因此，要多渠道增加城乡居民收入，特别是要提高消费倾向高，但受疫情影响大的中低收入居民的消费能力。要合理增加消费信贷，支持住房改善、新能源汽车、养老服务、教育医疗文化体育服务等消费。

（二）理性消费、量力而行

消费要考虑长期收入水平，而不仅仅紧盯着临时收入或者阶段收入水平，要将消费水平与一生的收入水平对应起来，避免有人不敷出的过度消费，以及没有忧患意识的盲目消费。

（三）崇尚节俭、力戒奢侈

要传承勤俭持家、艰苦朴素的中华优秀传统美德，避免只顾眼前欲望满足的消费主义享乐思想（消费主义是西方发达国家普遍流行的一种社会现象，其主要特征是：追求体面的消费，渴求无节制的物质享受和消遣，并把这些当作生活的目的和人生的价值）。要有生态保护意识，合理利用社会有限的资源，推动经济社会可持续发展。

第四节　凡勃伦效应

【知识链接】

炫耀性消费现象

寓言故事《炫耀》：意大利首饰商人墨莱基到伦敦参加宝石拍卖会。他见邻座一个穿着普通的老者，戴着镶有十几颗宝石的手表。墨莱基问："您的宝石手表很值钱吧？"老者微笑着答道："哪里，不过是普通的手表。"墨莱基闻此，便口若悬河地炫耀自己拥有多少颗珍贵的宝石，并且无视别人的冷眼，大谈鉴别假宝石的方法。拍卖会快结束时，墨莱基以5万英镑拍下了一颗孔雀蓝宝石。当墨莱基拿到那颗宝石后，老者走到他面前说："刚才你炫耀自己是鉴别宝石行家，我才没提醒你，不想你却买下了它，这颗宝石你至少多花了2万英镑。"墨莱基这才知道，他面前的这位老者竟是拥有200亿英镑、全球配饰业富豪榜首的珠宝大亨格拉夫。

正如民间俗语"低头的稻穗，昂头的稗子"，真正的行家都不会炫耀，而是高调做事，低调做人。炫耀性消费品就是凡勃仑商品，消费凡勃仑商品的现象就是凡勃伦效应。

一、凡勃伦效应

凡勃伦效应（Veblen effect）指的是消费者对一种商品的需求程度因其标价较高而不是较低而增加，即商品价格定得越高越能畅销，反映了人们进行挥霍性消费的欲望。

美国经济学家托斯丹·邦德·凡勃伦（Thorstein Bunde Veblen）在其 1899 年的经典著作《有闲阶级论》中提出了"炫耀性消费"的概念，指出人们购买和炫耀昂贵商品的倾向，其行为的目的是向他人展示自己的财富和地位。

凡勃伦效应有 3 层含义：①炫耀奢华即是荣誉。"人们注意的是物品所具有的浪费性标志，以及他们能够提供的某种间接的或者歧视性的效用。"（凡勃伦. 有闲阶级论. 甘平，译. 武汉：武汉大学出版社，2014：98.）②明显消费即是荣誉。荣誉从占有财富中获得，其表象为明显有闲和明显消费，明显消费比明显有闲更加能够展现荣誉。③发生模仿效应。炫耀性消费会扩散到想成为富人的较低社会阶层，当占有财富即是荣誉成为社会主流价值观时，下层阶级对于上层阶级会形成一种模仿效应，即向主流价值观的趋同。[韩田. 当代中国"拜金主义"的根源解析——基于马克思和凡勃伦理论. 思想教育研究，2018（5）；64-65.]

二、凡勃伦效应的提出

有一天，一位禅师为了启发他的门徒，给他的徒弟一块石头，叫他去菜市场，并且试着卖掉它。这块石头很大，很美丽。但是师父说："不要卖掉它，只是试着卖掉它。注意观察，多问一些人，然后只要告诉我在菜市场它能卖多少钱就行了。"这个徒弟去了。在菜市场，许多人看着石头想："它可作很好的小摆件，我们的孩子可以玩，或者我们可以把它当作称菜用的秤砣。"于是他们出了价，但只不过几个小硬币。那个徒弟回来说："它最多只能卖几个硬币。"师父说："现在你去黄金市场，问问那儿的人。但是不要卖掉它，光问问价。"从黄金市场回来，这个门徒很高兴，说："这些人太棒了。他们乐意出到 1000 块钱。"师父说："现在你去珠宝市场那儿，低于 50 万不要卖掉。"他去了珠宝商那儿。他简直不敢相信，他们竟然乐意出 5 万块钱，他不愿意卖，他们继续抬高价格——他们出到 10 万。但是这个门徒说："这个价钱我不打算卖掉它。"他们说："我们出 20 万、30 万！"这个门徒说："这样的价钱我还是不能卖，我只是问问价。"虽然他觉得不可思议，认为"这些人疯了"！他自己觉得菜市场的出价已经足够了，但是没有表现出来。最后，他以 50 万的价格把这块石头卖掉了。他回来后，师父说："现在你明白了，这个要看你，看你是不是有试金石、理解力。如果你不想要更高的价钱，你就永远不会得到更高的价钱。"

在这个故事中，师父要告诉徒弟的是关于实现人生价值的道理，但是从门徒出售石头的过程中却反映出一个经济规律——凡勃伦效应（图 7–2）。

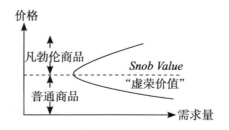

图 7–2　凡勃伦商品和普通商品消费曲线的不同

三、凡勃伦效应在经济学中的应用

过度的炫耀性消费现象不仅在美国社会可见，凡勃伦观察到，整个人类发展历史上这种现象都普遍存在。

古埃及的法老们通过金灿灿的宝座和庞大的金字塔大肆炫耀他们的财富；印度的邦主在他们的属地建造奢华的宫殿，豢养大量珍稀动物；印度瓜廖尔土邦主曾订购了一列用真金白银打造的火车，只用于在宫中的餐厅兜圈子，把盐和香料带给席间的宾客；希腊船王奥纳西斯的奢华游艇比球场还要大，还有一个用马赛克镶嵌的舞厅，将地板收起来之后就能露出泳池，船上酒吧里的高脚凳都包着华丽昂贵的软皮，洗手间的马桶全部是纯金制造。

2008 年，苹果公司的 App Store 上架了一款叫做"就是有钱"（I Am Rich）的 APP，售价 999.99 美元。它没有任何功能，只是在屏幕上显示一颗红灿灿的钻石，为的是让用户提醒自己很有钱。尽管这款无聊的软件第二天就被下架，但据统计还是有 8 名土豪买了它。（岑嵘 . 奢侈品包包和煤油桶 . 羊城晚报，2019–06–13.）

我们经常在生活中看到这样的情景：款式、皮质差不多的一双皮鞋，在普通的鞋店卖 80 元，进入大商场的柜台，就要卖到几百元，却总有人愿意买。1.66 万元的眼镜架、6.88 万元的纪念表、168 万元的顶级钢琴，这些近乎"天价"的商品流通，往往也能在市场上走俏。其实，消费者购买这类商品的目的并不仅仅是为了获得直接的物质满足和享受，更大程度上是为了获得心理上的满足。这就出现了一种奇特的经济现象，即一些商品价格定得越高，就越能受到消费者的青睐。中国电子商务研究中心发布的《2017 年中国奢侈品电商发展报告》显示："2016 年全球奢侈品行业市场规模较 2015 年下降了 1%，而中国奢侈品市场规模则较 2015 年增长了 6%。同时中国的奢侈品消费倾向于年轻人群的消费。"

四、凡勃伦效应的反思及启示

（一）消费者要理性消费

凡勃伦是以一种戏谑的视角观察当时美国的暴发户阶层等富人购买豪宅、皮草和去法国里维埃拉度假的"炫耀性消费"的，并称获得特权的少数人为"有闲阶级"。凡勃伦认为，"炫耀性消费"是一种浪费行为。它将经济能量从生产人们真正需要的产品转移到用来炫耀的商品，结果便会导致对枯燥和繁重劳动的不满。每一个人都还是要结合自己的经济状况和未来规划，切勿掉进凡勃伦效应的坑里。马克思说，有些消费能放射出"崇高的精神之光"，提高整个社会的文明程度。然而，并非一切消费行为都是理性的。从凸显个人身份的炫耀性消费，到刻意追求潮流的无节制消费，一旦被商品符号、外观包装"迷了眼"，被广告宣传、促销手段"牵着走"，人们难免会做出并不理性的消费选择。

习近平总书记在全国生态环境保护大会上强调："倡导简约适度、绿色低碳的生活方式，反对奢侈浪费和不合理消费"。以简朴之心，秉理智之性，注重和产品、服务建立真正的效用联系，不被人云亦云的消费取向所绑架，只为"需要"而买单，一个人才能做到理性消费、绿色消费，真正掌握消费的主动权。

一些人或是因为生活品位的过高定位，或是为了寻求特定群体的社会认同，往往会陷入"虚假需求"的泥淖，不自觉地接受某些和实际收入并不匹配的消费理念。从表面上看，似乎是在给生活的承重墙涂抹几缕亮色，实际上却是悄悄抽走了几块"砖"，破坏了应有的平衡。

（二）生产者要瞄准消费需求

随着社会经济的发展，人们的消费会随着收入的增加，而逐步由追求数量和质量过渡到追求品位格调。了解了"凡勃伦效应"，生产者也可以利用它来探索新的经营策略。比如凭借媒体的宣传，将自己的形象转化为商品或服务上的声誉，使商品附带上一种高层次的形象，给人以"名贵"和"超凡脱俗"的印象，从而加强消费者对商品的好感，偏好增加，进而提高消费动机。

这种价值的转换在消费者从数量、质量购买阶段过渡到感性购买阶段时，就成为可能。实际上，在东南沿海的一些发达地区，感性消费已经逐渐成为一种时尚，而只要消费者有能力进行这种感性购买时，"凡勃伦效应"就可以被有效地转化为提高市场份额的营销策略。

第五节　羊群效应

【知识链接】

从众行为

拉伯雷《巨人传》中有这样一则故事：巴奴越受羊贩邓特诺诟辱，乃购其一羊驱之入海，群羊见之均起而效尤，纷纷投海，卒至羊贩邓特诺于抢救时亦溺死海中。

与上述故事寓意相似的，还有一个松毛虫实验：法国科学家让约翰·法伯曾经做过一个松毛虫实验。他把若干松毛虫放在一只花盆的边缘，使其首尾相接成一圈。在花盆的不远处，又撒了一些松毛虫喜欢吃的松叶，松毛虫开始一个跟一个绕着花盆一圈又一圈地走。这一走就是七天七夜，饥饿劳累的松毛虫尽数死去。而可悲的是，只要其中任何一只稍微改变路线就能吃到嘴边的松叶。

一、羊群效应

羊群效应，又称为羊群行为或从众效应，最早是用来描述羊群里的羊会无条件地跟随头羊做出相同举动的这一现象，后来被应用到心理学、动物行为仿生学等领域，来研究人类的日常行为。羊群效应是行为经济学中最具代表性的理论之一，主要指在行为决策过程中人们模仿他人而做出与自己初始意愿不完全相同决策的现象。比奇汉达尼（Bikhchandani）等认为，羊群效应的发生需要两个条件：决策者对"个人信息不完备"和"观察前人决策"即"模仿他人"的能力。

羊群效应这一概念可以理解为一个中性词，因为我们不能断定趋同于群体的选择就永远是不利的。人类从古至今都是群体性动物，因此在面对抉择时通常都会趋近于集体的选择。并且根据心理学领域的研究结果显示，大多数的人更厌恶独自承担风险，所以会选择融入人数较多的阵营以获取安全感，这是人类的本性所决定的，很难对其对错进行明确的界定。

但是 1895 年古斯塔夫·勒庞所著的《乌合之众》一书中又从群体心理学的角度阐述了人类群体往往更容易出现盲目、冲动、轻信等举动，且这一理论也被现代研究者所广泛接受。如果把羊群效应放在这种理论背景下，那它无疑是对趋同行为的一种否定。

在现代羊群效应的研究中，其含义大多是负面的。羊群效应中的"羊群"往往用来形容散乱且没有纪律的组织，该组织的内部成员在前进的过程中没有计划且易随波逐流，更重要的是当"羊群"中有"羊"产生了独立的思想后，他也会因为自己的"不合群"而感到不安，最终的结果往往是说服自己遵循大流，避免因自己的突兀而导致严重的后果。

二、羊群效应的提出

在经济学中，羊群效应最早是在 1936 年，由经济学家凯恩斯在研究不确定理论时提出的。凯恩斯在该理论中所阐明的思想主要是提醒投资者要学会利用市场中的羊群效应，这与各种现代投资理论中所强调的"顺势而为"的内涵基本相仿。"羊群效应"最早应用在金融学领域是 1936 年凯恩斯提出的"选美比赛"。比赛参与者被要求从 100 张照片中挑出最漂亮的 6 张，谁挑出的照片得票最多，谁就是胜利者。结果发现，获奖者往往选的不是自己认为最漂亮的，而是选出最能吸引其他竞争者的。这使得竞争者尽可能地猜测别的竞争者可能的选择，并模仿这种选择，不论自己是否真的认为当选者漂亮，从而产生了羊群效应。凯恩斯认为投资者要想在股票市场中盈利，就要学会去猜测市场中大部分投资者的想法，并且据此制定自己的投资决策。此外，他还对长期投资者是否会通过逆市而行来确保投资表示怀疑。他认为，投资者可能不愿按照自己的判断去行事，因为他们会担心自己的逆市场行为会损害自己作为明智投资者的声誉。（李方磊.我国油脂期货市场羊群效应的实证研究.长春：吉林农业大学，2022：3.）凯恩斯的这两种假说都包含了一个核心理论，即市场上的大部分投资者在决策时大多会选择跟随大众，做出与大多数人相同的决策，而这一现象便是羊群效应在金融市场的表现形式。

三、羊群效应在经济学中的应用

羊群效应多用于金融、信息技术和网络经济领域，形容投资者、消费者的从众、跟风行为。

在股票市场中，"买涨不买跌"就是一种羊群效应，楼市中越涨越买、越跌越恐慌而抛售的"追涨杀跌"现象也是一样。在期货市场中，投资者会有意模仿他人的行为，并跟从他人的决策，最终产生了场内投资者大规模随波逐流的市场现象。在选择安装某软件时，软件使用者很少关注软件本身的内在特点，几乎完全跟随其他用户的行为。网络购物时，消费者往往会根据其他消费者的评价和消费量等信息而跟随其他消费者购买。

羊群效应在日常生活中也很常见，就是通常所说的跟潮流、跟风，形成了扎堆消费的现象。如服装潮流、发型潮流、妆容潮流等，这种效应往往是由娱乐明星或者偶像带动，因此又与晕轮效应类似。其所表达的核心内容就是社会中的个人会因为缺乏信息、缓解恐慌或迷信他人等多种因素而放弃自身的观念或判断，最终选择跟随大多数人的脚步。

四、羊群效应的反思及启示

羊群是一种很散乱的组织，平时在一起也是盲目地左冲右撞，但一旦有一只领头羊动起来，其他的羊也会不假思索地一哄而上，全然不顾前面可能有狼或者不远处有更好的草。"羊群效应"就是比喻人都有一种从众心理，从众心理很容易导致盲从，而盲从往往会陷入骗局或遭到失败。

羊群效应的出现一般在一个竞争非常激烈的行业上，而且这个行业上有一个领先者（领头羊）占据了主要的注意力，整个羊群就会不断模仿这个领头羊的一举一动，领头羊到哪里去吃草，其他的羊也跟着去那里淘金。

（一）保持创新不盲从

在很多市场人士看来，盲目跟风可以说是投资的大忌，这种"哪里人多去哪里"的羊群效应很容易被"割韭菜"。无论是企业还是个人，跟在别人屁股后面亦步亦趋难免被吃掉或被淘汰，所以保持创新意识和独立思考的能力至关重要。

在经济结构转型升级的过程中抓住机遇，还需要保持一颗清醒的头脑，从市场需求出发，找准着力点，避免陷入"羊群效应"。

创新让"第一个吃螃蟹的人"开辟了新的市场，从而占有垄断地位，获取暂时的超额利润；而由于这个新市场的技术、资本等门槛较低和利润的诱导，其他人就会不断地加入市场中来，从而分割市场份额，降低利润空间，直到市场越来越接近饱和时，难以盈利的生产者就会亏损而退出市场。如果能不断提高质量、突出特色、创新模式等，做到与众不同，就可以不断开拓市场，在竞争中立于不败之地。

（二）打造市场领袖

羊群效应也不一定是坏事。企业如果能够理性地利用和引导客户的羊群行为，就可以创建区域品牌；同时，如果能够对其他企业产生羊群效应，就可以做大做强，形成规模效应，成为市场领袖。

【思考题】

1. 简述马太效应及其启示。

2. 简述破窗效应及其启示。

3. 简述棘轮效应及其启示。

4. 简述凡勃伦效应及其启示。

5. 简述羊群效应及其启示。

第八章 "曲"径通"优" ▷▷▷▷

　　生活中的经济活动往往彼此关联，相互影响，甚至具有一定的函数关系。找到并掌握经济活动之间的关系，就可以优化选择方案，提高经济效率。本章介绍几个常见的反映经济变量之间关系的曲线，分别是促进就业和稳定物价两难选择的菲利普斯曲线、最优税率的拉弗曲线、衡量收入分配不平等程度的洛伦兹曲线、收入差距和经济增长关系的库兹涅茨曲线（倒"U"字曲线）。

第一节　菲利普斯曲线

【知识链接】

中国经济平稳健康发展

　　2023 年 3 月 3 日上午 10 时，国务院新闻办公室举行"权威部门话开局"系列主题新闻发布会。会议指出，近年来，中国人民银行坚持实施稳健、正常的货币政策，为物价稳定提供了坚实的基础。去年全球通货膨胀严重，是 40 多年以来最高的通货膨胀；欧、美，还有许多国家，他们都是 8%、9%、10% 这样高的通货膨胀。我国去年的消费物价指数 CPI 涨幅是 2%，这是一个非常理想的通货膨胀水平。在过去 5 年，也就是 2018 年到 2022 年，平均的通货膨胀也是 2%。如果再把镜头拉得长一点，看过去 10 年，也就是 2013～2022 年这 10 年，中国的通货膨胀指数平均也是 2%。在过去 10 年中，最高的 CPI 达到过 2.9%，最低是 0.9%，平均也是 2%，这是非常不容易的。

　　［董彬，孔禄渊 . 央行：从四方面为经济平稳健康发展提供有力金融支持（2023–03–03）：https：//www.xuexi.cn/lgpage/detail/index.html?id=14880938709021049815&amp；item_id=14880938709021049815.］

　　就业是最基本的民生。党的二十大报告提出"促进高质量充分就业"的目标要求，这是党中央牢牢把握我国发展的阶段性特征，对就业工作做出的重大战略部署。就业是发展之基、财富之源，是沟通社会需求和供给，连接生产、交换、分配和消费的桥梁纽带，是支撑宏观经济和微观经济运行的基本盘。［王晓萍 . 以高质量充分就业助力中国式现代化 . 中国人力资源社会保障，2023（6）：7–10.］国家统计公报显示，2022 年全年全国城镇调查失业率平均值为 5.6%。

通货膨胀是一种货币现象，即流通中的货币超过了所需要的货币量。通货膨胀会给居民带来一定的不利影响，如增加"皮鞋"成本、"菜单成本"等额外支出，在不同的群体如债权人与债务人间进行财富的转移，在政府和民众之间再分配等，但是短期内却对就业有一定的促进作用（图8-1）。因此，允许一定程度的通货膨胀被认为是政府实现充分就业、促进经济增长的有效手段之一。通货膨胀与促进就业、实现经济增长之间是否具有一定的函数关系？不同的经济学家观点虽不统一，但主要有3种：①短期负相关，长期无关；②同时存在，且正相关；③不会同时存在。菲利普斯最先对失业率与货币工资变化率的数量关系进行实证检验并以曲线来表示，命名为菲利普斯曲线，后来其他经济学家进行了改造，将工资替换为物价、就业替换为产出，形成了不同含义的菲利普斯曲线。

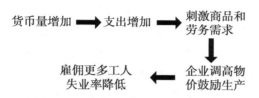

图 8-1　货币量增加与促进就业的关系

一、菲利普斯曲线的提出——"失业－工资"型

在菲利普斯曲线提出之前，欧文·费雪（Irving Fisher，1926）就曾在对美国物价水平影响因素的探索中，偶然发现通胀与失业的相关系数大于0.9的事实，并由此提出了价格水平与失业率呈强负相关的猜想，为菲利普斯曲线的发现提供了重要的经验依据。（张斌.中国菲利普斯曲线特征的计量检验.长春：吉林大学，2022：6.）1958年，新西兰经济学家、英国伦敦经济学院教授威廉·菲利普斯（Alban William Phillips）根据观测到的英国1861—1913年间失业率和货币工资变化率的统计资料，实证检验了失业率与货币工资变化率之间强烈且稳定的负相关关系；并以失业率为横轴、货币工资变化率为纵轴，提出了一条表示二者交替关系的右下方倾斜的曲线，这条曲线被称为"失业－工资"型菲利普斯曲线，并在《1861—1957年英国失业和货币工资变动率之间的关系》一文中系统提出。这条曲线表明：当失业率较低时，货币工资增长率较高；反之，当失业率较高时，货币工资增长率较低，甚至是负数。公式描述如下：

$$\frac{w_1-w_0}{w_0} = -\beta\,(u-u^*) \tag{8.1}$$

其中，$\frac{w_1-w_0}{w_0}$ 表示货币工资变动率，u 表示实际失业率，u^* 表示自然失业率，$(u-u^*)$ 表示失业缺口，β 表示货币工资变动率对失业缺口的反应程度。

二、菲利普斯曲线的改造——"失业－物价"型

1960年，以萨缪尔森、索洛为代表的新古典综合派经济学家认为，货币工资增长

率与通货膨胀率之间存在如下关系：通货膨胀率 = 货币工资增长率—劳动生产增长率。

因此，可将货币工资变动率替换为通货膨胀率，从而将菲利普斯曲线改造为失业率和通货膨胀率之间的替代关系。即当失业率较低时，表明经济处于繁荣阶段，这时工资和物价水平往往较高，通货膨胀率较高；反之，当失业率较高时，表明经济处于萧条阶段，这时工资和物价水平往往较低，通货膨胀率较低。以上结论表明，失业率和通货膨胀率之间存在着反方向变动的关系。这就是著名的"失业 – 物价"型菲利普斯曲线，这一模型的适用性较为广泛，也一直为人们沿用，后来被西方经济学家奉为替政府提供了"一张政策选择的菜单"。通货膨胀率与失业率的关系可用公式表示为：

$$\pi = -a(u - u^*) \tag{8.2}$$

其中，π 表示通货膨胀率，$(u-u^*)$ 仍然表示失业缺口，参数 a 衡量通货膨胀率对于失业率的反应程度。失业率和通货膨胀率为 3% ~ 4%，为社会可以接受的临界点；两者在 4% 以内，政府可以不加干预，如图 8-2 中阴影区域内的 B 点。若通货膨胀率在临界点以内，但失业率大于 4%，如 D 点，表明相对需求不足，则政府可以适当采取扩张性财政货币政策，刺激需求，牺牲一些物价稳定，降低失业率。若失业率在临界点以内，但通胀率大于 4%，如 C 点，表明相对需求过剩，则政府可以适当采取紧缩性财政货币政策，给需求降温，牺牲一些就业，降低通货膨胀率。

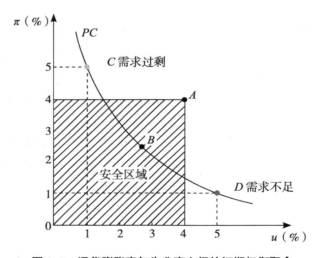

图 8-2　通货膨胀率与失业率之间的短期权衡取舍

三、菲利普斯曲线的扩展——"产出 – 物价"型

随着失业理论的日趋丰富，美国经济学家阿瑟·奥肯（Arthur M. Okun，1962）发现了产出缺口与失业率之间也存在着反向变动关系，具体表现：实际失业率 u 每高于自然失业率 u^* 1 个百分点，实际产出（实际 GDP）将低于潜在产出（潜在 GDP）2 个百分点，即著名的奥肯定律（Okun's law）。用公式表示为：

$$\frac{Y - Y^*}{Y^*} = -\alpha(u - u^*) \tag{8.3}$$

这为菲利普斯曲线内涵拓展提供了一个重要的新思路，即将物价水平与产出情况置于同一框架中，据此形成了"产出－物价"型菲利普斯曲线。用公式表示为：

$$\pi=\beta\left(\frac{Y-Y^*}{Y^*}\right) \tag{8.4}$$

π 表示通货膨胀率。Y 表示实际产出，反映的是社会总需求所决定的产出情况；Y^* 表示潜在产出，反映的则是资源充分利用时的产出。二者的偏差反映出经济体在一定时期内受到价格上涨压力的影响情况。

经济学家对物价与经济增长之间的数量关系进行了估计，鲁迪格·多恩布什（Rudiger Dornbusch）等认为：如通货膨胀预期不变，通货膨胀率每减少 1 个百分点，失业率会增长 2 个百分点；失业率每增加 2 个百分点，GDP 会减少 4 个百分点。因此，通货膨胀率每减少 1 个百分点，GDP 就会减少 4 个百分点。[（美）鲁迪格·多恩布什，斯坦利·费希尔，理查德·斯塔兹.宏观经济学.8 版.北京：中国人民大学出版社，2010：129.]

四、菲利普斯曲线的启示及政策价值

（一）促进就业和稳定物价之间的短期两难

菲利普斯曲线表明：短期内，政策制定者可以选择不同的失业率和通货膨胀率的组合。即用一定的通货膨胀率的增加来换取一定的失业率的减少，或者用一定的失业率的增加来换取一定的通货膨胀率的减少，确保二者都在安全范围内。

（二）促进就业与经济增长的因果关系

实际 GDP 必须保持与潜在 GDP 同样快的增长，以防止失业率的上升。如果政府想促进就业实现充分就业，该社会的实际 GDP 的增长必须快于潜在 GDP 的增长。因此，就业不仅是个人的事，也是国家经济增长的主要来源，保就业就是保增长。

五、菲利普斯曲线的质疑

（一）质疑其政策有效性

1968 年，两位经济学家弗里德曼和菲尔普斯分别发表论文，认为从长期来看，不存在通货膨胀率和失业率之间的反向关系（图 8–3）。

如果政府反复地使用通货膨胀来对付失业，失业率就降不下去了，而是维持在自然失业率水平（自然失业率是指在没有货币因素干扰的情况下，让劳工市场和商

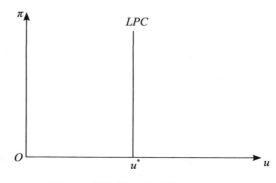

图 8–3　长期的垂直型菲利普斯曲线

品市场的自发供求力量发挥作用时应有的处于均衡状态的失业率），到时候可能会出现通货膨胀和高失业率并存的现象。这就是所谓的滞涨——既存在通货膨胀，又存在经济停滞的现象。而实际上，20世纪70年代，西方主要的资本主义国家确实普遍经历了"滞胀"。

（二）否认其存在性

凯恩斯认为，失业与通货膨胀不可能同时存在，因此否定了菲利普斯曲线的存在。如存在失业，说明资源（至少人力资源 L）闲置，总需求 AD 的增加只会使国民收入 Y 增加，而价格 P 不变，图中对应 AS 曲线的水平部分。如充分就业，资源充分利用（国民收入不再增加），总需求 AD 的增加只会使价格 P 增加，而国民收入 Y 不变，图中对应 AS 曲线的垂直部分（图8-4）。

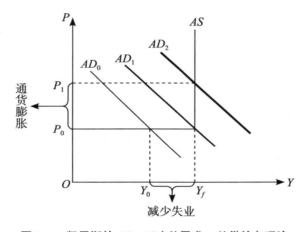

图8-4　凯恩斯的 *AD–AS*（总需求－总供给）理论

第二节　拉弗曲线

【知识链接】

党的十八大以来税务部门落实退税减税降费政策 助力稳定宏观经济大盘综述

进入新时代，我国经济由高速增长阶段转向高质量发展阶段。为进一步立足新发展阶段、贯彻新发展理念、构建新发展格局、推进高质量发展，税费政策精准聚焦、持续发力是我国退税减税降费的重要特点。党中央、国务院始终将退税减税降费置于经济社会发展大局中全盘考量，每一年的退税减税降费政策都紧盯事关经济社会发展的关键环节和重点领域，以重点突破带动全局发展。

2016年，通过全面推开营改增试点，释放大规模减税红利，服务供给侧改革。

2017 年，加大小微企业所得税优惠力度，推出科技型中小企业研发费用加计扣除等激励措施；同时简并增值税税率，切实减轻企业和个人负担。

2018 年，通过降低增值税税率、提高个人所得税基本减除费用标准等措施，进一步减轻广大纳税人负担。

2019 年，更大规模减税降费政策实施，重点聚焦减轻制造业和小微企业负担，全年累计新增减税降费超过 2.3 万亿元，占 GDP 比重超过 2%。

2020 年，推出 7 个方面 28 项支持疫情防控和经济社会发展税费优惠政策，全年新增减税降费超 2.6 万亿元，有力地支持了稳岗就业。

2021 年，实施"减税降费＋缓税缓费"，持续加力加码，减税降费产生了叠加效应。

2022 年，实施"大规模留抵退税＋减税降费＋缓税缓费"新的组合式税费支持政策，呈现了规模力度大、优惠方式多、惠及范围广、连续性强的特点。

10 年来，退税减税降费政策从宏观"降税负"到微观"降成本"，每一项具体举措都释放着民生信号，一方面能直接减轻企业经济负担，促进经济增长，另一方面也催生了大量市场主体，推进了经济高质量增长。

数据显示，2013—2021 年，我国新办涉税市场主体累计达 9315 万户，年均增加逾千万户。增值税一般纳税人户数由 2015 年底的 544 万户增长至 2021 年底的 1238 万户，"放水养鱼"效果持续显现。

（资料来源：https：//www.gov.cn/xinwen/2022-08/20/content_5706195.htm）

一、拉弗曲线的提出

1974 年 12 月的一天，一群美国人汇集在首都华盛顿的一家名叫"双洲"的餐厅里聚餐。参加聚会的这群人里，有《华尔街日报》社论版副主编瓦尼斯基（Jude Wanniski）、白宫办公厅主任拉姆斯菲尔德（Don Rumsfeld）和他的助手切尼（Dick Cheney），还有经济学家阿瑟·拉弗（Arthur Laffer）。

其间，当拉弗谈到高税率将导致较少的税收时，看到切尼等一脸茫然的表情，他就顺手拿来一张餐巾纸，并在上面画了一个"反 C"形的曲线图来说明高税率如何影响税收收入。接着拉弗提出，美国已处于这条曲线向下倾斜的一边上。他认为，税率如此之高，以至于降低税率实际上反而会增加税收收入。这就是后来成为共和党一系列减税活动的理论依据——拉弗曲线。

虽然一些经济学家对拉弗的观点存有质疑，但是，拉弗曲线激发了罗纳德·里根的想象力。里根政府的第一任预算局长大卫·斯托克曼（David Stockman）讲了这样一个故事：（里根）曾亲自经历过拉弗曲线所描述的情况。他总是说："第二次世界大战期间我拍电影赚过大钱。"在那时，战时附加所得税高达 90%。"你只能拍四部电影就达到最高税率那一档了。因此，我们都拍完四部电影就停止工作，并到乡下度假。"高税率使人们更少地工作，低税率使人们更多地工作。他的经历证明了拉弗曲线。

当里根 1980 年竞选总统时，他把减税作为其施政纲领的一部分。里根认为，税收如此之高，以至于不鼓动人们努力工作。他认为，减税将给人们适当的工作激励，这种激励又会提高经济福利，或许甚至可以增加税收收入。由于降低税率是要鼓励人们增加他们供给的劳动数量，所以，拉弗和里根的观点就以供给学派经济学而闻名。因此，拉弗当上了里根总统的经济顾问，为里根政府推行减税政策出谋划策。

事实上，"拉弗曲线"理论的上述主要经济思想并非美国经济学家拉弗的首创，中国古代著作中便早已有"拉弗曲线"理论适度税率的思想雏形。如《管子》中的"取民有度"观点。在管仲看来，"取于民有度，用之有止，国虽小必安；取民无度，用之不止，国虽大必危"。管仲出任齐相前，齐国由于"税敛重"，给当时的黎民百姓带来极大的经济负担和压力，于是管仲建议齐桓公"轻其税敛"，进行租税制度的调整和改革。租税制度改革大幅度减轻了百姓的负担，既调动了百姓的生产积极性，也增加了政府的税收收入。

二、拉弗曲线的应用

拉弗曲线描述了政府税收与税率之间的关系。当税率低于一定限度时，提高税率可以增加政府的税收，但超过这一限度，提高税率将减少政府的税收。因为高税率会抑制经济增长，降低税基和税收；相反，减税可以刺激经济增长，扩大税基，增加税收。一般来说，提高税率可以增加政府税收。然而，当税率的增加超过一定限度时，企业的经营成本增加，投资减少，收入减少，即税基减少，最终导致政府税收减少。描述税收与税率变动关系的曲线被称为拉弗曲线（图 8-5）。

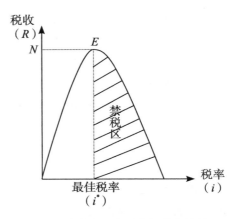

图 8-5　拉弗曲线中税率与税收的关系

三、拉弗曲线的启示及政策价值

（一）科学制定最优税率

拉弗曲线表明，税率的高低并不一定和税收量的大小按同一方向变化。在"反 C"形曲线中，当处于很低的税率时，税率的提高，的确会增加税收收入；但当税率超过一定限度后，即"冲破某一禁区"达到拐点后，税率的提高不仅不会增加税收，反而会减少税收。

（二）为企业降成本

"降成本"是中央经济工作会议提出的 2016 年经济社会发展特别是推进供给侧结

构性改革的 5 大任务之一。会议明确指出，帮助企业降低成本，要降低企业税费负担，进一步正税清费，清理各种不合理收费，营造公平的税负环境，研究降低制造业增值税税率。

（三）充分发挥市场资源配置功能

拉弗曲线折射的经济内涵是供给学派经济学的思想精髓，即其"小政府，大市场"的政策主张，认为政府尽量少干预经济活动，多发挥市场机制的调节作用。正如习近平总书记所指出，经济发展就是要提高资源尤其是稀缺资源的配置效率，以尽可能少的资源投入生产尽可能多的产品、获得尽可能大的效益。

第三节　洛伦兹曲线

【知识链接】

收入分配制度改革

孔子在《论语·季氏将伐颛臾》中告诫："不患寡而患不均，不患贫而患不安。盖均无贫，和无寡，安无倾。"意思是不担心分得少，而担心分配得不公平公正；不担心人民生活贫穷，而担心社会不安定。若是财富分配平等公正，便无所谓贫穷；和平团结，便不会觉得东西少；境内安定，国家便不会倾危。

习近平总书记在党的二十大报告中指出：坚持按劳分配为主体、多种分配方式并存，构建初次分配、再分配、第三次分配协调配套的制度体系。

一、洛伦兹曲线的提出

洛伦兹曲线是一条用以表示一个国家或地区人口累计百分比与对应收入累计百分比关系的曲线，用以横向或纵向比较和分析一个国家或地区的居民收入分配不平等程度。该曲线作为一个总结收入和财富分配信息的便利的图形方法得到广泛应用。

为了研究国民收入在国民之间的分配问题，美国统计学家洛伦兹（Max Otto Lorenz）1907 年提出了著名的洛伦兹曲线。他先将一国或地区的人口按收入水平由低到高排队，然后考虑收入最低的任意人口累计百分比所得到的收入累计百分比，最后将这样的人口累计百分比和收入累计百分比的对应关系描绘在坐标系中，即得到洛伦兹曲线。图中横轴 OH 表示人口（按收入由低到高分组）的累计百分比，纵轴 OM 表示相应人口的收入累计百分比，弧线 OL 为洛伦兹曲线（图 8-6）。

洛伦兹曲线的弯曲程度有重要意义。弯曲程度越大，收入分配越不平等；反之亦然。特别是，如果所有收入都集中在一人手中，收入分配达到完全不平等，洛伦兹曲线成为折线 OHL；另一方面，若任一人口百分比均等于其收入百分比，从而人口累计百

分比等于收入累计百分比，则收入分配是完全平等的，洛伦兹曲线成为通过原点的 45°
线 *OL*。一般来说，一个国家的收入分配，既不是完全不平等，也不是完全平等，而是
介于两者之间。相应的洛伦兹曲线，既不是折线 *OHL*，也不是 45° 线 *OL*。

人口累计	收入累计
0%	0%
20%	3%
40%	7.5%
60%	29%
80%	49%
100%	100%

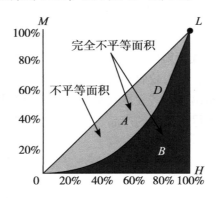

图 8-6　洛伦兹曲线

1912 年，意大利统计学家、经济学家科拉多·基尼（Corrado Gini）根据洛伦兹曲
线提出了收入分配不平等的基尼系数，表示为不平等面积与完全不平等面积的比。基尼
系数由于给出了反映差异程度的数量界线，可以较客观、直观地反映和监测居民之间的
贫富差距，预报、预警和防止居民之间出现贫富两极分化，因此得到世界各国的广泛认
同和普遍采用。基尼系数是国际上考察国家内部居民之间收入分配差距的重要参考指
标，用于定量测定收入分配差距的程度。

洛伦兹曲线 *OL* 与表示完全平等的直线 *OL* 围成的面积为不平等面积，用图中灰色
A 表示；洛伦兹曲线 *OL* 与表示完全不平等的折线 *OHL* 围成的面积为完全不平等面积，
用图中灰色 *A* 与黑色 *B* 的和表示；则基尼系数的计算公式为 $G=\dfrac{A}{A+B}$（$0 \leqslant G \leqslant 1$）。如
果 *A* 为零，基尼系数为零，表示收入分配完全平等；如果 *B* 为零，则基尼系数为 1，收
入分配完全不平等。收入分配越是趋向平等，洛伦兹曲线的弧度越小，基尼系数也越
小；反之，收入分配越是趋向不平等，洛伦兹曲线的弧度越大，基尼系数也越大。

国际上一致认为，基尼系数在 0.3 ~ 0.4 之间是比较合理的收入分配格局，超过 0.4
即认为收入差距过大，因此，将 0.4 定为国际警戒线（表 8-1）。

表 8-1　基尼系数与收入分配的关系

基尼系数	收入分配性质
$G < 0.2$	绝对平均
$0.2 \leqslant G < 0.3$	比较平均
$0.3 \leqslant G < 0.4$	相对合理
$0.4 \leqslant G < 0.5$	差距较大
$0.5 \leqslant G$	差距悬殊

根据国家统计年鉴公布的基尼系数，图 8-7 描绘出了我国改革开放 40 年的基尼系

数变化轨迹，反映了居民收入分配差距先上升，后平稳，然后再缓慢下降的趋势。

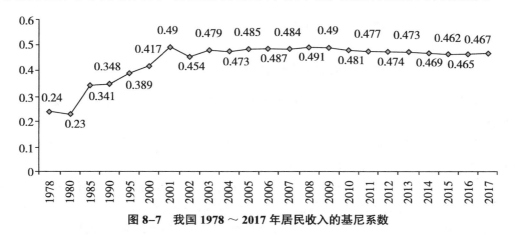

图 8-7 我国 1978 ～ 2017 年居民收入的基尼系数

二、洛伦兹曲线的应用

洛伦兹曲线的弯曲程度及基尼系数的大小直接反映了居民之间收入分配的差距（图 8-7），从国际标准看，收入分配差距过大，会带来一定的负面影响。

（一）挫伤低收入群众的劳动积极性

收入分配差距过大，会对社会成员参与经济活动的心理产生巨大的冲击，影响人心所向，成为滋生社会不稳定的心理温床。群众对劳动致富带来的正当经营收入差距具有一定的承受力，但对行业垄断、非法寻租等非正常途径产生的过大的收入差距不满情绪强烈。而社会失衡心理蔓延扩散，将大大降低劳动者参与生产的积极性，加剧人们对收入分配不公的不良印象，进而使社会成员尤其是社会底层成员的心理承受力极度下降，参与生产的热情大打折扣，甚至出现破坏社会信用和经济秩序的行为，如选择"摆烂""躺平"等。

（二）不利于经济可持续发展

社会再生产依次经历生产、分配、交换、消费 4 个环节，生产与分配相互促进、相互制约，生产决定分配，分配促进生产。没有经济的持续增长，分配就没有可靠的物质基础；没有合理分配，增长也会缺乏持久动力和稳定的社会环境。同时，分配也决定着后续的交换和消费。通常情况下，低收入者的边际消费倾向是比较高的，而高收入者的边际消费倾向较低。因此，如果收入分配差距过大，就会抑制低收入者消费，不利于促进整体消费水平，尤其在畅通"内循环"时的作用更为明显。

（三）不利于社会和谐稳定

居民收入分配差距较大，容易滋生社会不满情绪，再加上个别高收入者的收入是通过腐败性、欺诈性、垄断性等不合理手段获得，进一步加剧了社会弱势群体的不公平感，激化了不同收入群体之间的冲突与矛盾，严重影响着社会和谐。

三、洛伦兹曲线的启示及政策价值

（一）建立三次分配协调配套的制度体系

1. 初次分配　是按照各生产要素对国民收入贡献的大小进行的分配，主要由市场机制形成。

2. 再分配　是在初次分配的基础上，把国民收入中的一部分拿出来通过税收和社会保险系统进行重新分配，主要由政府调控机制起作用。

3. 第三次分配　是指动员社会力量，建立社会救助、民间捐赠、慈善事业、志愿者行动等多种形式的制度和机制，是社会互助对于政府调控的补充。引导、支持有意愿且有能力的企业、社会组织和个人积极参与公益慈善事业，体现的是一种社会文化、道德水准和文明程度，而不是制度的强制约束。第三次分配方式最早是由我国著名经济学家厉以宁教授在其 1994 年出版的《股份制与市场经济》一书中提出来的。2021 年 8 月 20 日召开的中央财经委员会第十次会议在特别强调共同富裕的社会目标时，坚定承诺为此"构建初次分配、再分配、三次分配协调配套的基础性制度安排"。

三次分配根植于基本的公平原则，着眼于控制起点的不公平、机会的不公平和结果的不公平及其负面后果，而非寻求平均主义；既不掉进均富导致均贫的"索维尔陷阱"（也称为"索维尔悖论"，是指收入分配结构的改善以经济总量衰退为代价的困境，也可以理解为"均富导致均贫"。奥地利学派经济学家索维尔发现，历史上几乎所有的均贫富政策，导致的结果都是"始于均富，终于均贫"。因为均富的政策压制了生产性和创造性活动，导致人力资本大量流失，同时大幅降低了储蓄率和投资水平。因为人们害怕均富政策对个人财富的剥夺，所以还不如今朝有酒今朝醉，一夜之间花掉储蓄。同时，基于未来可以创造财富的人才或者"躺平"，或者出走，造成全要素生产率的大幅下降，最终经济走向了贫困），又不落入古典政治经济学和庸俗社会主义者"分配决定论"的认识误区。

（二）统筹发展

生产要素在空间上的分配也直接影响着经济发展中的生产结构和发展水平。因此，必须实施区域协调发展和城乡一体化发展，不断缩小行业间、区域间、城乡间的发展差距，实现生产要素在空间上的均衡配置，促进机会公平。

（三）进一步完善社会保障制度

目前我国的基尼系数仍高于 0.4 的国际警戒线，但总体趋势已经从 2013 年左右开始缓慢下降。收入分配差距的改善正是得益于不断完善的社会保障体系。如城乡居民基本医疗制度的建立健全，对城乡居民因病致贫、因病返贫的明显效应；城乡居民基本养老保险制度的建立健全，对城乡老年人的收入增加作用；2020 年底我国在现有国际标准下的全面脱贫奇迹等。

第四节　库兹涅茨曲线

【知识链接】

切实把推动高质量发展的要求贯穿全面建设社会主义现代化国家全过程

2013—2021 年，我国国内生产总值年均增长 6.6%，高于同期世界 2.6% 和发展中经济体 3.7% 的平均增速，对世界经济增长的平均贡献率为 38.6%，是推动世界经济增长的第一动力。经济总量由 2012 年的 53.9 万亿元增加到 2021 年的 114.4 万亿元，占全球经济比重由 11.3% 上升到 18.5%，人均国内生产总值由 6300 美元提高到 1.25 万美元，接近高收入国家门槛。城乡居民人均可支配收入差距由 2.88∶1 降至 2.5∶1。

生态环境质量得到显著改善。坚持绿水青山就是金山银山的理念，坚持山水林田湖草沙一体化保护和系统治理，全方位、全地域、全过程加强生态环境保护。2012—2021 年，我国单位国内生产总值能耗和二氧化碳排放分别累计下降 26.2%、34%。2021 年全国地级及以上城市平均空气质量优良天数比例为 87.5%，比 2015 年提高 6.3 个百分点；全国地表水考核断面中水质优良比例达到 84.9%，比 2012 年提高 23.3 个百分点。风电、光伏发电等绿色电力装机总量居世界第一。我国推动达成巴黎协定，明确提出力争 2030 年前实现碳达峰、2060 年前实现碳中和，为合作应对全球气候变化、推进全球生态环境治理作出重要贡献。新时代十年，我国生态环境保护发生历史性、转折性、全局性变化，我们的祖国天更蓝、山更绿、水更清，成为高质量发展最直观的成果。

（韩文秀．切实把推动高质量发展的要求贯穿全面建设社会主义现代化国家全过程：https：//www.xuexi.cn/lgpage/detail/index.html?id=16192747213927858574&amp；item_id=16192747213927858574）

一、库兹涅茨曲线的提出

库兹涅茨曲线也称为"倒 U 型曲线"，纵向描述居民收入分配差距与经济增长的关系。

美国经济学家西蒙·史密斯·库兹涅茨（Simon Smith Kuznets）经过对 18 个国家的经济增长与居民收入分配差距的实证研究，得出了收入分配随经济增长变动的轨迹是"先恶化，再改进"的结论，即：在未充分发展的经济增长早期阶段，由于主要靠投资驱动，而这些又主要为富人拥有，所以收入分配差距将随经济发展而迅速扩大。其后，经历暂时的稳定时期，到达经济充分发展的后期阶段，由于政府的干预，如征收财产税、累进税等，同时建立社会保障制度救助贫困居民，收入分配差距逐步缩小。他于1955 年在美国经济协会演讲时首次提出这种结论，将二者的变化轨迹称为库兹涅茨曲线、库兹涅茨倒 U 字形曲线。

在图 8-8 中，横轴用 GDP 表示经济发展水平；纵轴用 G 代表基尼系数，表示收入分配不平等程度。在 GDP_0 之前，基尼系数随着 GDP 增加而上升，收入分配更为不平等；GDP 到达 GDP_0 时，基尼系数到达 G_0，此时收入分配最为不平等；在 GDP 超过 GDP_0 之后，随着经济的进一步发展，基尼系数下降，收入分配不平等程度下降。库兹涅茨曲线像一个倒 U 的形状，因此也称为倒 U 字形曲线。

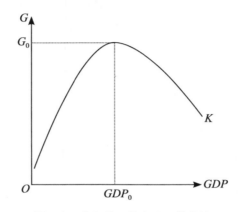

图 8-8　收入分配的库兹涅茨曲线

新剑桥学派的观点是，随着经济的增长，利润在国民收入中的比重不断上升，工资占比下降，即工人获得的工资 V 与企业主获得的利润 M 差距越来越大。其与库兹涅茨的收入分配理论不同的是，采用阶级分析方法，重视国民收入中各相对份额的决定因素；二者相似的是，均把经济增长与收入分配差距理论结合起来，论证了两者的关系。

二、库兹涅茨曲线的应用

库兹涅茨曲线被拓展应用到分析很多其他变量之间的关系，如描述环境变量与经济发展之间关系的环境库兹涅茨曲线、描述能源消费与经济增长关系的能源库兹涅茨曲线、描述食品安全与经济增长关系的食品安全库兹涅茨曲线等。对库兹涅茨曲线的这些相关研究，使库兹涅茨曲线相关理论得到了进一步发展和丰富，库兹涅茨曲线的应用价值也得到检验和提升。

环境库兹涅茨曲线是应用最多的重要领域之一。1991 年，美国环境经济学家格罗斯曼（Grossman）和克鲁格（Krueger）将库兹涅茨曲线引入生态环境领域，对经济发展和环境污染之间的内在关系进行研究，创造性地提出了"环境库兹涅茨曲线"。两位经济学家经过实证研究后得出结论，二氧化硫和烟尘等污染排放在低收入水平上随人均GDP 增加而上升，而高收入水平上则随着人均 GDP 增加而降低；也就是说，随着一个地区的经济水平发展到一定阶段，人们对环境质量要求不断提高，环境保护趋于严格，清洁生产技术进步等措施使得环境质量不降反增（图 8-9）。

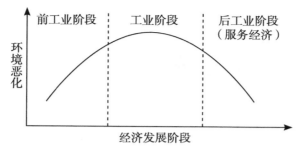

图 8-9 环境库兹涅茨曲线
出自：杨婷，任明仑，周开乐.基于库兹涅茨曲线的城市群环境与经济关联机制.
大连理工大学学报（社会科学版），2022（9）：38.

三、库兹涅茨曲线的启示及政策价值

（一）完善收入分配制度

我国居民收入分配差距从基尼系数的走势看，1978 年改革开放至今，确实已经走出了一条先快速上升然后稳定略降的变动轨迹，目前到了多措并举缩小收入分配差距的阶段。习近平总书记在党的二十大报告中指出：坚持按劳分配为主体、多种分配方式并存，构建初次分配、再分配、第三次分配协调配套的制度体系。努力提高居民收入在国民收入分配中的比重，提高劳动报酬在初次分配中的比重。坚持多劳多得，鼓励勤劳致富，促进机会公平，增加低收入者收入，扩大中等收入群体。完善按要素分配政策制度，探索多种渠道增加中低收入群众要素收入，多渠道增加城乡居民财产性收入。加大税收、社会保障、转移支付等的调节力度。完善个人所得税制度，规范收入分配秩序，规范财富积累机制，保护合法收入，调节过高收入，取缔非法收入。引导、支持有意愿有能力的企业、社会组织和个人积极参与公益慈善事业。

（二）走绿色生态发展之路

环境库兹涅茨曲线只是描绘了一个国家或社会经济发展中环境变化的一般的发展趋势，但并非要走一条"先污染再治理"之路。这就要求政府和企业、个人，认真贯彻新发展理念，在保护中发展，在发展中保护。

当然，一个国家或社会在发展过程中，尤其对于发展中国家，随着工业化、城镇化推进，难免要经过"改革阵痛期"等，如环境的恶化、收入分配差距的扩大等，但随着进一步的发展，这些问题最终都将得以解决，要持有包容性增长的态度，多一些期待和配合，少一些抱怨和急功近利。

【思考题】

1. 试分析洛伦兹曲线的弯曲程度与居民收入分配差距的关系。

2. 简述拉弗曲线的政策价值。

3. 简述菲利普斯曲线的政策价值。

4. 简述库兹涅茨曲线的政策价值。

第九章　经济新业态 ▷▷▷▷

随着经济社会发展和技术进步，传统经济创新发展业态，逐步形成了数字经济、共享经济、银发经济、闲暇经济、露营经济、后备厢经济、夜经济、美丽经济等新兴业态。本章主要介绍几种已经形成一定规模和影响的经济新业态，即共享经济、银发经济、闲暇经济、数字经济、后备厢经济。

第一节　共享经济

【知识链接】

零边际成本社会

美国社会学家杰里米·里夫金（Jeremy Rifkin）在其著作《零边际成本社会》中描述了一个"物联网，合作共赢的经济时代"。他认为，在零边际成本社会中，通过协同共享以接近免费的方式分享绿色能源和一系列基本商品和服务，这是颇具生态效益的发展模式，也是上佳的经济可持续发展模式。"产销者"（prosumer，即消费自己生产的商品）正在以近乎零成本的方式制作并分享自己的信息、娱乐、绿色能源和3D打印产品。他们也通过社交媒体、租赁商、合作组织以极低或零成本的模式分享汽车、住房、服装和其他物品；学生更多地参与基于零边际成本的开放式网络课程……

在这样一个协同共享的时代，知识是在同龄人团体中共享的经验，教育的目标是激发协作的创造力。新的教育模式将使得学生在多个开放式的共享空间、虚拟空间、公共场所和生物圈中学习，从以积累专有知识追求更大私利转变到探索人类共同利益的更开阔的世界观和个人行为中去。而类似慕课的分布式、协作式、对等的全球虚拟共享型学习将成为高等教育的全新教学模式，实体学习最终只会发挥更为少量且外在的辅助作用，教育的民主化得以实现。

零边际成本的社会，在结构上，它是分布式而非集中式的，是合作式而非自上而下式的，提高公共福利的方式是通过基于"合作共享"的横向整合网络而非通过市场经济中的垂直整合商业模式。实现从所有权到使用权的转变，也是从产权观念向共享观念的转变，世界将变成一个充满幸福感、拥有可持续富饶的新地球。

［（美）杰里米·里夫金.零边际成本社会.北京：中信出版社，2017.］

一、共享经济概述

共享经济（sharing economy）是利用互联网平台将分散资源进行优化配置，通过推动资产权属、组织形态、就业模式和消费方式的创新，提高资源利用效率、便利群众生活的新业态新模式，又称分享经济。（国家信息中心信息化与产业发展部分享经济研究中心发布的《中国共享经济发展报告（2022）》）

共享经济建立在分享精神、社会信任的基础上，借助互联网技术对接供需双方的信息而实现资源共享。共享经济的特征有3点：①资源的所有权与使用权相对分离，体现共享利用、集约发展、灵活创新的先进理念；②供给侧与需求侧的弹性对接，实现动态及时、精准高效的供需均衡；③崇尚最佳体验与物尽其用、人尽其才的消费观和发展观。

二、共享经济的产生及市场扩张

（一）共享经济的提出及产生

1. 共享经济的提出　1978年，两位美国社会学家费尔逊（Felson）和斯潘思（Spaeth）最早提出共享经济概念，指的是通过第三方平台激活闲置资源，让物品的所有者将物品暂时交由他人使用的一种"协同消费"或"合作消费"方式。在我国，党的十八届五中全会首次提出要"发展分享经济"。2015年9月，时任国务院总理李克强在夏季达沃斯论坛提出通过分享、协作方式搞创新创业，大力发展我国的分享经济。

2. 共享经济的产生　共享经济最早产生于出行市场的供给不足及信息不对称。出租车市场的管制和牌照由来已久。历史上最早出现的出租车就是马车，英国早在1635年就开始立法管制出租马车（Hackney Carriage Act），1654年就开始发放出租马车的牌照。为什么出租车需要管制？最主要的原因是信息不对称。出租车数量众多，比如2015年的北京就有6万多辆出租车，而且经营路线和场所不固定，乘客如果遇到一个坑蒙拐骗的司机，很难有机会再碰到他，也很难采取措施制止司机继续为非作歹。所以就需要政府来管，实行牌照数量管制。但是牌照管制的一个后果就是垄断租即份子钱。在美国纽约，出租车牌照卖到60万、70万、80万甚至100万美元一个。信息不对称导致了管制，管制导致了垄断租，一环扣一环。有解决方案吗？答案是有。它来自一个我们意想不到的技术——移动互联网。2015年，中国智能手机基本全面取代功能手机。在此基础之上，涌现出了互联网约车服务——网约车应运而生。神州专车、滴滴出行、高德打车、飞猪打车等网约车及打车软件建立的信息平台上，司机可以被评分，乘客可以被评分，路线和价格都是透明的，且约车平台可以非常精确地把控司机的路线、收入、车资及其他所有服务细节，可以根据天气、地段、线路、供需、时段来灵活调整资费，而且车资直接转到公司账户。互联网约车平台将传统的流动式出租车转变为有固定的经营场所那样的商业模式。对出租车进行管制的根本理由——信息不对称问题，也就荡然无存了。出行市场的竞争日益激烈，出行服务质量不断提升，出行选择也更加多样化，这对出租车是一个很大的冲击，出租车垄断租也得到有效的解决。

（二）共享经济的市场扩张

共享经济借助信息技术已经渗透到生活的方方面面。从生活性服务，如共享出行，共享住宿如蚂蚁短租、小猪短租，以及共享充电宝如怪兽充电等；到生产性服务，如共享金融人人贷、拍拍贷等，共享物流如京东众包、货拉拉等；再到知识性服务，如以声音为载体的"耳朵经济"平台腾讯、抖音等；以及公共性服务，如慕课平台、共享驿站（public toilet）等。

1. 出行共享　2012年，滴滴出行开启了出租车共享；2014年，北大毕业生戴威与4名合伙人共同创立共享小黄车ofo，开启了自行车共享；之后电动车共享、电动汽车共享。2021年7月，交通运输部公布的数据显示，国内订单量超过30万单的网约车平台已有17家。

2. 房屋共享　途家网是2011年成立的一家互联网创业公司，提供8万套短租公寓和房屋的信息，主要为经济条件较好的游客提供非合租服务；蚂蚁短租网和游天下短租网则为手头不那么宽裕的旅客提供每晚仅需23～50元的短租服务。

3. 服装共享　服装共享模式在国外早已出现。美国服装租赁网站Rent the Runway自2009年成立以来就生意红火。其主要租赁的是高级礼服等场合性穿着。2011年开始，在我国如善淘网（Buy42.com，2011年首家在上海成立，致力于在其网络平台上将服装分配给资助贫困人群的慈善事业）这样的互联网创业公司广泛地分享服装、棉被等。随后，衣二三、女神派、多啦衣梦、美丽租、衣嘉合等主打共享服装的平台也逐步打开市场。

（三）共享经济的市场规模和结构

共享经济已经从最初的共享出行渗透到共享住宿、知识技能、共享办公、共享医疗等生产、生活的多个领域，其中，生活性服务、生产性服务、知识技能、交通出行占据了共享经济98%以上的市场规模（图9-1）。受新冠疫情的影响，共享办公市场规模显著增长，而共享住宿则显著下降（图9-2）。

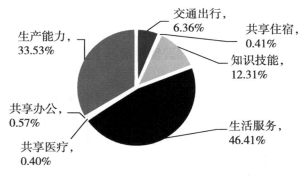

图9-1　2021年我国共享经济市场结构

资料来源：国家信息中心信息化与产业发展部分享经济研究中心发布的《中国共享经济发展报告（2022）》。

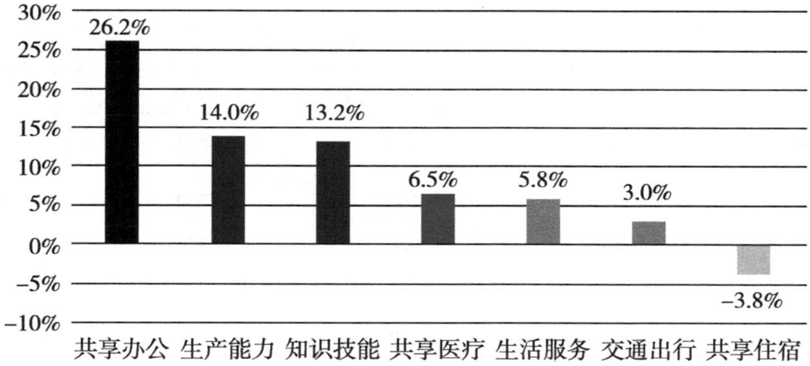

图 9-2　2021 年我国主要领域共享经济市场规模增长情况

国家信息中心正式发布的《中国共享经济发展报告（2022）》显示：2021 年我国共享经济继续呈现出巨大的发展韧性和潜力，全年共享经济市场交易规模约 36881 亿元，同比增长约 9.2%（表 9-1）；直接融资规模约 2137 亿元，同比增长约 80.3%（表 9-2）。办公空间、生产能力和知识技能领域共享经济发展较快，交易规模同比分别增长 26.2%、14% 和 13.2%；在线外卖收入占全国餐饮业收入比重约为 21.4%，同比提高 4.5 个百分点；网约车客运量占出租车总客运量的比重约为 31.9%，共享住宿收入占全国住宿业客房收入的比重约为 5.9%。2021 年 3 月，知乎在纽约证券交易所挂牌上市；4 月，怪兽充电正式登陆纳斯达克挂牌上市；9 月，音频内容分享平台喜马拉雅向港交所提交上市申请。

表 9-1　我国共享经济的市场规模比较

共享经济领域	共享经济市场交易额（亿元）		
	2020 年	2021 年	2021 年同比增速
交通出行	2276	2344	3.00%
共享住宿	158	152	−3.80%
知识技能	4010	4540	13.20%
生活服务	16175	17118	5.80%
共享医疗	138	147	6.50%
共享办公	168	212	26.20%
生产能力	10848	12368	14.00%
总计	33773	36881	9.20%

表 9-2　2019—2021 年我国共享经济直接融资情况

共享领域	融资额（亿元）			
	2019	2020	2021	同比增长
交通出行	78.7	115	485	321.70%
共享住宿	1.5	1	6	500.00%

续表

共享领域	融资额（亿元）			
	2019	2020	2021	同比增长
知识技能	314	467	253	-45.80%
生活服务	221.5	260	750	188.50%
共享医疗	38.1	88	372	322.70%
共享办公	12	68	1	-98.50%
生产能力	48.2	186	270	45.20%
总计	714	1185	2137	80.30%

资料来源：国家信息中心信息化与产业发展部分享经济研究中心发布的《中国共享经济发展报告（2022）》。

三、共享经济的发展优势

（一）计划分配与市场交换相融合

共享经济生产资料占有形态特征主要体现为所有权与使用权分离，分散的劳动者与分离出来并集中于"云端"的生产资料使用权可以自由地、产权明晰地直接结合，共享经济更好地将分配与交换融合在一起（图9–3）。

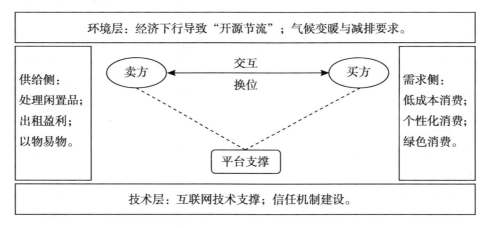

图9–3　共享经济的三要素模型

资料来源：杨帅 . 共享经济类型、要素与影响：文献研究的视角 . 产业经济评论，2016（2）：38.

共享经济平台往往独立于生产者与消费者，这样相较于直接的生产者或兼有平台的生产者更容易平衡信息垄断与分享的关系，从而更好地处理好分配与交换融合的关系，以使平台方、生产者与消费者共赢，获得更大收益（图9–4）。

共享经济的精髓在于"匹配、分发、共享"，利用技术手段实现科学匹配、精准分发、最终实现优质资源的共享，用最小的成本解决用户乃至社会的痛点问题。

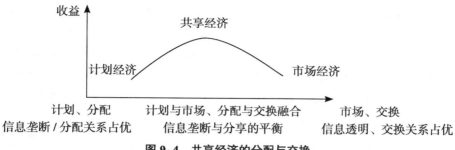

图 9-4 共享经济的分配与交换
资料来源：陈凤娣，廖萍萍．共享经济发展的特征、问题与对策——基于
生产关系变迁视角．亚太经济，2022（4）：129．

（二）政策支持

2022 年，国际标准化组织（ISO）正式发布由中国贸促会商业行业委员会牵头制定的 ISO/TS 42502《共享经济 数字平台资源供给者审核指南》国际标准。这是全球第 2 个、中国第 1 个正式发布的共享经济国际标准，标志着中国已进入共享经济国际标准化第一梯队。国家"十四五"规划纲要明确提出，要"促进共享经济、平台经济健康发展"。《"十四五"数字经济发展规划》中明确提出，要深化共享经济在生活服务领域的应用，扩大协同办公、互联网医疗等在线服务覆盖面，引导多样化社交、短视频、知识分享等新型就业创业平台发展。《"十四五"国家信息化规划》中，"推动共享经济、平台经济健康发展"成为"信息消费扩容提质工程"的重要内容，明确提出要支持社交电商、直播电商、知识分享等健康有序发展，积极发展共享员工等新兴商业模式和场景应用。发展共享经济、平台经济等新业态将成为经济高质量发展的主要抓手。

（三）迎合经济发展趋势

一方面，共享经济本身具有天然的互联网基因，对于技术的要求非常之高，能够促进移动互联网、物联网等技术的发展和普及；另一方面，共享经济不是"虚拟经济"，而是一种信息和资源的交换平台，是用互联网思维改造升级传统行业的利器。

共享经济的发展使几百年来信息不对称问题得到了革命性的解决，能够让信息不对称导致的市场失灵得以纠正，提高闲置资源的使用效率。未来的"共享经济"范畴会越来越大。

第二节 银发经济

【知识链接】

我国人口老龄化发展趋势

据国家统计局信息，截至 2021 年末，全国 60 周岁及以上老年人口 2.67 亿人，占总人口的 18.9%；全国 65 周岁及以上老年人口 2.01 亿人，占总人口的 14.2%（图 9-5）。全国 65 周岁及以上老年人口抚养比 20.8%。根据联合国世界人口展望 2022 年公布的数据，2035 年我国 65 岁及以上人口规模约为31519 万人，约占全国人口的 22.5%；至 2050 年，这两个数据约为 39497 万人、30.1%（图 9-6）。人口老龄化带来的人口结构改变促进了经济结构的转型。应对人口老龄化挑战，满足老年人需求的银发经济正在逐步成为朝阳产业。

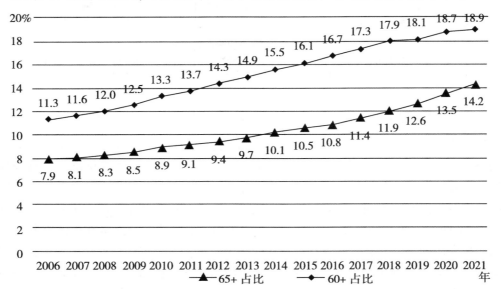

图 9-5　2006—2021 年我国人口老龄化速度趋势

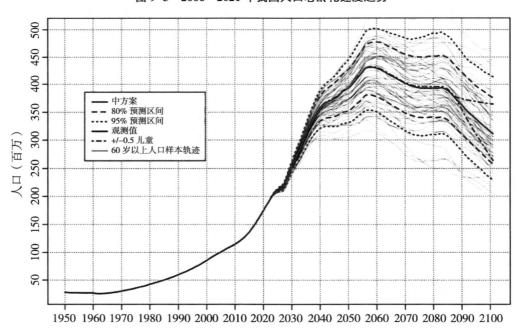

图 9-6　中国 65 岁及以上人口占总人口的百分比趋势（1950—2100）

资料来源：① United Nations，*World Population Prospects 2022*，https：//population.un.org/wpp.
②彭希哲，陈倩 . 中国银发经济刍议 . 社会保障评论，2022，6（4）：50.

一、银发经济概述

2005 年欧洲从发布银发经济网络计划的波恩宣言开始关注银发经济。2007 年欧盟理事会（CEU）提出鼓励发展"银发经济"，并呼吁欧盟成员国提供更多老年人积极参与社会的机会。经合组织 OECD（2014）、G20（2015）、世界经济论坛（WEF，2015）和联合国欧洲经济委员会（UNECE，2017）均相继提出了与银发经济有关的立场和政治建议。"银发经济"正带着一种号召性成为新的时尚，寓意着人口老龄化所带来的新的经济机会，老年人正以积极的形象更好地融入"不分年龄"的社会。

2007 年欧盟理事会（CEU）将银发经济广义地定义为：为老年人提供的各种商品和服务，也包括延长工作寿命、促进老年人的志愿工作和积极社会参与。

《牛津经济学》对长寿经济（longevity economy）给出的定义如下：满足 50 岁以上人群所需要的所有经济活动的总和，包括他们直接购买的产品和服务，以及这些支出产生的进一步经济活动。

2015 年，欧盟委员会（EC）对银发经济做出正式定义，即"与人口老龄化和 50 岁以上人口有关的公共和消费支出所产生的所有经济活动"。

国际社会对银发经济的定义目前尚没有达成完全的共识，对银发经济的研究还在持续加强。我国对"银发经济"的定义在《国务院办公厅关于发展银发经济增进老年人福祉的意见》（国办发〔2024〕1 号）中得以明确，即银发经济是向老年人提供产品或服务，以及为老龄阶段做准备等一系列经济活动的总和。初期是借鉴了国外的一些提法，有的是叫银发经济（silver economy），有的是银发产业，有的也称为白发经济（gray-hair economy）、长寿经济（longevity economy）、老龄经济或乐龄经济等。银发经济目标人群普遍被认为是 50 岁以上人口。他们的需求在客观上产生和引发了公共支出和个人消费支出，由此带来许多经济机会。

二、银发经济的产生及市场扩张

自 2000 年前后我国进入人口老龄化社会以来，人口老龄化程度不断加深，而且这种趋势将会持续下去，成为中长期的基本国情。老年人日益增加的对美好生活的需求，带动了经济结构的转型。银发经济呈现市场规模不断扩大、产业体系逐步完善、关键技术和产品创新速度加快等发展态势，特别是在老年产品市场、养老服务市场、养老基础设施建设等方面取得较大发展。

（一）"银发族"加速"触网"催生老年数字经济

数字化时代，银发经济越来越有活力，"银发族"正成为线上消费增长的新动能。

截至 2021 年 12 月，我国 60 岁以上老年网民规模达 1.19 亿，同比增加 0.08 亿，占网民整体的比例达 11.5%；60 岁以上老年人互联网普及率达 43.2%。其中，51% 的中老年群体日均上网时长超 4 小时，高于全国网民日均时长 3.74 小时；老年网民使用手机上网的比例达 99.5%，与网民整体的使用比例基本持平。

"银发族"的网购消费具有自己的特点：①家庭消费更突出。相较于悦己型消费，生活常用品更受"银发族"偏爱。②"银发族"的健康消费更多元。数据显示，老年人购买的家庭化医疗器械占比高，日常食用的营养保健品与传统滋补品消费增长迅速。从单纯治病到积极预防，老年人在健康消费领域的潜力将加速释放（图9-7）。

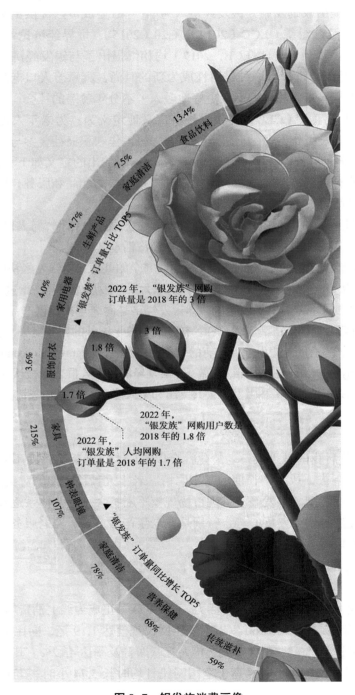

图9-7　银发族消费画像

资料来源：董菲.银发经济展新颜.经济日报，2022-10-02（4）.

（二）老年发展需求催生老年在线教育

鼓励老年人持续学习，是一个国家文明的象征。《中华人民共和国老年人权益保障法》（2015年）规定："国家发展老年教育，把老年教育纳入终身教育体系"。《老年教育发展规划（2016—2020年）》（国办发〔2016〕74号）提出保证老年人受教育权的具体发展任务。在党的十九大报告中，提出要"办好继续教育，加快建设学习型社会"。2020年，国务院办公厅印发《关于促进养老托育服务健康发展的意见》提出：支持各类机构举办老年大学、参与老年教育，推动举办"老年开放大学""网上老年大学"，搭建全国老年教育资源共享的公共服务平台。据全国老龄办统计，截至2021年，全国有老年大学（学校）70951所（不含远程教育机构），在校注册老年学员1088.2万人（不含网络学员）；有远程教育学校6215所，远程教育教学点36011个，远程教育注册学员共计340.3万人。

新时代的老年人学习需求更加旺盛，老年在线教育分为正规学习、非正规学习、非正式学习3种方式，并可以借助现代信息技术面向老年人及其照护者广泛传播营养膳食、运动健身、心理健康、伤害预防、疾病预防、合理用药、康复护理、生命教育、消防安全和中医养生保健等科普知识。

1. 老年大学等体制内机构的线上平台 如深圳开放大学上线了深i学APP，提供各种兴趣类录播课程、讲座直播及老年大学线下活动预约等服务；上海市打造了面向50岁以上中老年人的线上学习平台金色学堂，除了各种视频课程，还可以通过APP观看金色学堂电视频道和收听有声剧等广播资源。

2. 平台分享型助老活动 在包括微信、抖音、快手、小红书等在内的超级平台上分享型的助老活动。如小红书上出现了"老年大学教师""文娱活动师"等许多"助老新职业"，也有许多年轻人在小红书社区分享助老、养老等相关工作和新方式。

3. 老年在线教育机构 作为新兴势力而诞生的专门的老年在线教育机构，比如樊登读书、开课吧等都已纷纷进入老年教育赛道。[张亚欣.银发经济发展迅猛，在线老年教育或迎掘金期.中国城市报，2022–10–31（A06）.]

（三）老年照护服务

老年照护服务，即老年日常生活照料和医疗护理服务，也称为医康养融合服务、医养结合服务，主要包括生活照料、精神慰藉、健康监测与促进、医疗护理、临终关怀等。

老年人已成为慢性病的高发群体。据统计，我国超过1.8亿老年人罹患慢性病，患有1种及以上慢性病的老年人比重高达75%。根据《中国老年疾病临床多中心报告》（2018），我国老年住院患者患慢性病的比例超过91.36%，人均患病4.68种，老年共病的发生率为55%～98%。常见的慢性病一般分成3类：①非癌的，与代谢、血管相关的疾病，例如糖尿病、高血压、高血脂、高尿酸等；②恶性肿瘤，也就是癌症；③退行性病变，例如骨关节疾病发生率几乎是100%，还有白内障、听力下降等发生的比例较高。［王美华.“主动健康”，乐享银龄生活.人民日报海外版，2022-7-29（9）.］慢性病具有病程长、恢复慢、多不可治愈、易产生并发症、需多重用药等特点，而慢性病共病因病情复杂且不同疾病存在叠加或协同作用，将增加诊断评估和治疗难度，增加不良健康结局的风险，导致更多的医疗资源消耗、患者的生命质量降低。能做的是通过预防延缓发病，一旦发病延缓重病，一旦重病稳定病程、舒缓疼痛，尽量维护老年人身体的正常功能状态。

近年来，我国人口老龄化问题日趋严峻。增龄伴随的老年人认知、运动、感官功能下降及营养、心理等健康问题日益突出，失能老年人数量持续增加。慢性病尤其是重大慢性病［《健康中国行动（2019—2030年）》指出，重大慢性病主要包括心脑血管疾病、癌症、慢性呼吸系统疾病、糖尿病等］的发病率、死亡率高，严重威胁老年人健康。发展守护老年人健康的医养结合服务成为党和政府落实健康中国战略的重要抓手。

（四）养老地产

养老地产特指为老年群体服务的房地产开发服务业，服务对象是老年人群，服务方式是市场供给（崔美婧.基于开放式合作框架下的养老地产项目运营模式研究.长春：吉林大学，2016：19-28.），是“以房养老”模式的物质基础。（2013年国务院下发《关于加快发展养老服务业的若干意见》中提出，要开展老年人住房反向抵押养老保险试点，通俗地称为“以房养老”。）

从历史演变看，中西方养老地产的发展主要历经以下3个阶段：①传统的养老院阶段。主要形成于老龄化初期，经营主体是政府，根本目的是满足老年人群的居住养老需求。此时期养老院经营的主要形式是社会福利院和敬老院。②老年公寓阶段。主要对象是健康老年人和需要介护的老年人群。具体形式包括居家服务式的公寓、护理式托老公寓及适合候鸟型老年人居住的相对高档的酒店式度假公寓；上述这些公寓的经营方式一般都是按月收费，只出租不出售，能够提供较为完善、相对高品质的生活健康服务。③养老社区阶段。养老社区的规模一般相对较大，在养老社区内部不仅包含各类住宅，还要有各类配套服务设施，包括商业服务和医疗服务。养老形式主要有家庭养老、公寓养老和看护养老三种。当前欧美和日本等发达国家的养老地产模式处于第3个发展阶段，其中美国养老住宅产品包括独立式老年住宅、老年公寓、养老院、护理院、老年社区，其中老年社区是美国最成熟的养老住宅产品。（华景斌.美国养老地产发展及其运营模式研究.长春：吉林大学，2022：67.）

在我国，养老地产还处于初级阶段。智研咨询发布的《2019—2025年中国养老地产行业市场专项调研及投资战略研究报告》显示：2013年我国养老地产行业规模约为6058亿元，2018年已经增长至11571亿元，行业年均复合增长率达到13.8%，行业保持相对稳定中高速增长态势。

三、银发经济的发展优势

（一）老龄化高峰的市场潜力

我国 60 岁以上、65 岁以上老年人占比增加的速度不断上升且老年人基数大（图 9-2）；同时，我国正在从"未富先老"走向"边富边老"或者"且富且老"。40 后、50 后是"站起来的一代"，60 后、70 后是"富起来的一代"，80 后、90 后是"强起来的一代"。与 40 后、50 后相比，60 后具有不同的时代特征，他们的预期寿命明显增长，收入更高，受教育程度更高，身体健康状况更佳，生活需求更加丰富；对于银发经济的发展，他们将是一股强劲的助推力。"十四五"时期，1960 年前后出生的人口将进入老年期，迎来人口高峰。一方面，这一代老年人中夹杂着独生子女老年群体，空巢、独居老年人增多，养老服务需求更加多元化、个性化；另一方面，随着受教育程度提升、可支配收入增多，其支付能力、消费意愿均有较大幅度提高，老年人口结构的变化会带来服务需求的转变，老年人将由过去的生活必需型消费向享受型、发展型和参与型发展，养老服务也面临高质量发展转型。

（二）智慧养老产品和服务的需求缺口

跨越数字鸿沟，让数字红利惠及更多老人，正在成为新的经济增长点。就日常生活而言，如一些智能手机、电视已经设计了老年人模式，可以帮助老人更好地享受信息社会的便捷生活。在线挂号、移动支付、扫码点餐、网约车出行等方面的智能应用也开始了适老化改造，并被老年人广泛接纳和使用。

新兴技术的发展为智慧养老提供了条件，也是突破传统养老产业中服务模式和服务质量瓶颈的重要支撑。依靠科技创新引领产业升级，加快新兴技术与养老产业的融合。如智能服务机器人的研发与应用、数字化辅助器具技术研发与应用等，都是银发经济中数字技术的着力点。

（三）政策红利期的释放

继 2019 年全国老龄工作会议提出要推动老龄事业和产业高质量发展后，2020 年 10 月，中共中央十九届五中全会提出了"实施积极应对人口老龄化国家战略"，其中明确提出"积极开发老龄人力资源，发展银发经济"。这是在我国人口老龄化形势日趋严峻的背景下，中央首次将"发展银发经济"列入国家战略安排。2021 年 3 月，十三届全国人大四次会议通过了《中华人民共和国国民经济和社会发展第十四个五年规划和 2035 年远景目标纲要》，提出"发展银发经济，开发适老化技术和产品，培育智慧养老等新业态"。2021 年 11 月，《中共中央　国务院关于加强新时代老龄工作的意见》中提出，要积极培育银发经济，加强规划引导和发展适老产业。2022 年 2 月，《国务院"十四五"国家老龄事业发展和养老服务体系规划》对外发布，明确提出"大力发展银发经济"。2024 年 1 月，《国务院办公厅关于发展银发经济增进老年人福祉的意见》就

"加快银发经济规模化、标准化、集群化、品牌化发展，培育高精尖产品和高品质服务模式"提出了具体指导意见。

第三节　数字经济

【知识链接】

数字经济日新月异 应用场景全球领先

党的十八大以来，我国实施网络强国战略、国家大数据战略，建设数字中国、智慧社会，数字经济取得了举世瞩目的发展成就，总体规模连续多年位居世界第二，对经济社会发展的引领支撑作用日益凸显。2015年3月，政府工作报告提出"互联网＋"行动计划。2016年3月，政府工作报告提出促进共享经济发展；同年10月，习近平总书记在中央政治局第十六次集体学习时强调："要加大投入，加强信息基础设施建设，推动互联网和实体经济深度融合，加快传统产业数字化、智能化，做大做强数字经济，拓展经济发展新空间。"2017年3月，政府工作报告提出加快促进数字经济发展；同年10月，数字经济被写入党的十九大报告。

习近平总书记强调，要推动数字经济和实体经济融合发展，把握数字化、网络化、智能化方向，推动制造业、服务业、农业等产业数字化，利用互联网新技术对传统产业进行全方位、全链条的改造，提高全要素生产率，发挥数字技术对经济发展的放大、叠加、倍增作用。

党的二十大对推进数字技术创新、深化数字化转型、建设数字中国提出了更高要求。国务院印发的《"十四五"数字经济发展规划》明确提出，"十四五"时期我国数字经济转向深化应用、规范发展、普惠共享的新阶段。

[刘坤.数字经济日新月异应用场景全球领先.
光明日报，2023-2-20（1）.]

一、数字经济概述

IMF（2018）认为，狭义的数字经济是指电子中介平台及相关的电子中介活动，广义上所有的数字化活动都属于数字经济的组成部分。OECD（2017）认为，从实践上看，互联网是数字经济发展的基础，数字经济依赖于互联网的发展。

二、数字经济的产生及市场扩张

（一）数字经济的产生

1996年，美国新经济学家唐·泰普斯科特（Don Tapscott）在所著《数字经济时代》中首先提出并宣告了数字经济的来临。紧接着，尼古拉斯·尼葛洛庞帝（Nicholas Negroponte）在其出版的《数字化生存》中向人们讲解了信息技术的未来发展趋势、应用及其巨大价值。此后，各国政府便采取措施将数字经济作为推动经济增长的新动能。1997年，日本通产省开始使用"数字经济"一词。[裴长洪，倪江飞，李越．数字经济的政治经济学分析．财贸经济，2018，39（9）：6．] 美国商务部在1998年发布了数字经济的专题报告，指出信息技术、互联网和电子商务的发展会产生新的数字经济形态，之后以"数字经济"为主题发布了多项年度研究成果。2008年金融危机以来，各国为了尽快走出经济衰退的泥潭，纷纷制定数字经济战略。《国家自然科学基金"十四五"发展规划》公布的"十四五"优先发展领域中就有"数字经济的新规律：数字正在成为重要的经济资源和生产方式，因而形成了新的经济形态和规律，重点研究数字经济形态的计量方法、数据资源管理与治理理论、数字技术对经济活动的影响、数字货币理论与技术、数字金融及其风险管理、数字经济规制和监管理论，揭示数字经济的基础理论"。

（二）数字经济的市场扩张

数字经济作为带动全球经济发展的新动能，正在成为全球各国角逐的主要"竞技场"。其中，美国暂时成为领跑者。美国是全球最早布局数字化转型的国家。2016年，美国数字经济占GDP的6.5%，排名仅低于科学和技术服务（约占GDP的7.1%），略高于批发贸易（约占GDP的5.9%）。[陈梦根，张鑫．中国数字经济规模测度与生产率分析．数量经济技术经济研究，2022，39（1）3-27．] 当年全球市值前10位的上市公司中，美国数字经济类上市企业就占据5家。

根据中国信息通信研究院发布的《全球数字经济白皮书（2022年）》公布的数据，2021年从规模看，美国数字经济蝉联世界第一，达到15.3万亿美元；中国位居第二，规模为7.1万亿美元。从占比看，美国数字经济占国内生产总值（GDP）的比重超过65%。过去15年来，美国数字经济年均增速达到6%以上，是其整体经济增速的3倍。新冠疫情的暴发进一步倒逼美国企业和传统产业加快数字化转型，远程办公、在线教育、远程医疗、无接触配送等新业态不断涌现，数字经济不退反进。如2019年，只有11%的美国消费者使用远程医疗服务，而现在这一比例已上升至46%。[莫莉．美国数字经济规模巨大——疫情倒逼传统产业加快数字化转型．金融时报，2023-01-13（8）．]

中国数字经济发展从20世纪90年代末开始，经历了信息互联网时代、消费互联网时代，目前已经进入产业互联网时代，并且超越了自动化、信息化，开始进入数智化阶段。中国信息通信研究院发布的《中国数字经济发展研究报告（2023年）》显示，2022年中国数字经济规模达到50.2万亿元，同比名义增长10.3%，高于GDP名义增长率4.98个百分点，占GDP的比重达到41.5%（图9-8）。

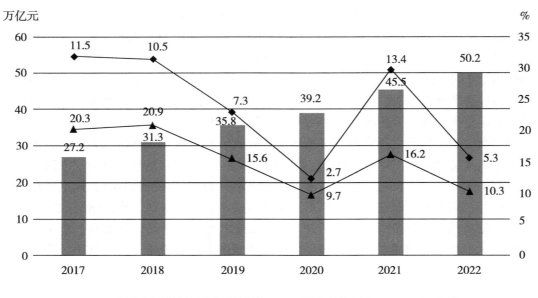

图 9-8　我国数字经济发展演进
资料来源：中国信息通信研究院发布的《中国数字经济发展研究报告（2023 年）》相关数据。

三、数字经济的发展优势

（一）非摩擦经济

传统经济是高交易成本的经济，即摩擦经济。在经济学中"摩擦"是指使得市场远离完全竞争市场的因素。"摩擦"因素可以是买卖双方因为距离而发生的运输费用，以及双方由于信息不对称而产生的费用等。因此，经济学中的"摩擦"一定程度上也可以理解为市场交易成本的存在程度。数字经济凭借网络工具很大程度上降低了交易成本，将经济活动扩展到全球，使人类不断步入非摩擦经济时代。

传统经济正在向非摩擦性的数字经济转变，但这并不意味着经济活动中交易成本会完全消失，而成为无摩擦经济。无摩擦经济和经济理论中完全竞争一样是理想状态，在现实经济活动中是不可能存在的。

（二）可持续发展性经济

社会经济的可持续发展是人类早已关注的问题，特别是自 1987 年世界环境与发展委员会（WECD）在《我们共同的未来》（*Our Common Future*）报告中正式提出可持续发展模式以来，可持续发展（是指"当经济能够保证当代人的福利增加时，也不会使后代的福利减少"）已成为当今世界共同追求的目标。伴随数字经济的到来，信息技术与当代科学技术融合并推动现代各学科的发展，极大地提高了生产力水平，特别是全球"数字地球"的建设揭开了人类有效利用资源的新篇章，进一步推动了传统经济向可持续发展经济的转变。["数字地球"（the Digital Earth）最早提出于 1997 年下半年。1998 年 1 月 31 日，美国副总统戈尔在美国加利福尼亚科学中心发表了题为"数字地球：21 世纪认识地球的方式（*The Digital Earth: Understanding Our Planet in the 21St Century*）"的讲演。戈尔在他的文章里指出："我们需要一个'数字地球'，即一种可以嵌入海量地理数据的、多分辨率的和三维的地球的表示，可以在其上添加许多与我们所处的星球有关的数据。"在科技界，目前对"数字地球"还没有确切的学术的定义，一般认为"数字地球"是对真实地球及其相关现象的统一的数字化的认识，是以因特网为基础，以空间数据为依托，以虚拟现实技术为特征，具有三维界面和多种分辨率浏览器的面向公众开放的系统。]

在数字经济时代，"数字地球"通过将地球虚拟化，有助于人们对地球环境的了解，获得地形、土壤类型、气候、植被、土地利用变化数据，模拟人类活动对生产和环境的影响，以便于合理分配资源和制定更加有效的可持续发展对策。数字经济的出现，标志着以物质资源的高消耗为基础的传统工业经济的衰落，有利于进一步实现经济持续发展。随着数字经济的到来，微电子、信息、计算机技术在传统产业中广泛应用，大大降低了生产过程中的物耗、能耗。传统产业出现了"低耗高收"和智能型特征；另一方面，数字经济带来数字产业的蓬勃发展。数字产业是一种高附加值、低污染的高新技术产业，它的发展有着提高企业经济效益与降低污染等多重效果。目前在发达国家，汽车、建筑和钢铁等传统产业正让位于新兴的数字产业。

（三）注意力经济

"注意力"是生理学、心理学中的一个概念。美国管理大师托马斯·达文波特（Thomas H. Davenport）给其下的定义是："注意力是对于某条特定信息的精神集中。当各种信息进入我们的意识范围，我们关注其中特定的一条，然后再决定是否采取行动。"从该定义可以看出，注意力其实是一个过程，包括两个阶段：第一阶段是人们从周围获得信息，即信息生产过程；第二阶段是人们对所获得信息的意识反应及相应的实际行动，即信息的处理和吸收过程。这两个过程的相互作用才产生了"注意力"。

在传统经济中，由于人类科技水平的限制，知识和信息的生产和流通处于不发达状态，这就造成信息的生产相对于信息的处理能力不足，其直接后果是信息是经济活动中的稀缺资源；相对而言，人类的注意力却是富有的。

同传统经济比较，数字经济中因特网在全球范围内迅速普及，信息产品数量和种类激增，信息已经不再是"稀缺资源"。也就是说，信息生产出现了膨胀、过剩之势。但是，信息技术虽然使人类处理信息的能力也得到了快速增长，但对于信息的吸收和理性思考能力相对而言却改变极微小，真正利用到的信息与可取用的信息总量相比，占有的比例越来越少。因此，相对于无限的信息资源，消费者的注意力资源却越来越变得十分稀缺，这就是哈伯特·西蒙所说的"信息的丰富产生注意力的贫乏"[（美）夏皮罗，瓦里安.信息规则：网络经济的策略指导.北京：中国人民大学出版社，2000:5.]的问题。信息生产和信息处理吸收之间的严重失衡，使得消费者的注意力成为一种宝贵的资源。

随着以电子商务为重要标志的数字经济在全球范围内的迅猛发展，人们也逐渐认识到"注意力经济"时代正在来临。（何枭吟.美国数字经济研究.长春：吉林大学，2005：34–35.）

（四）效率经济

2019年党的十九届四中全会首次明确数据成为生产要素。习近平总书记指出："要构建以数据为关键要素的数字经济。"（中共中央党史和文献研究院.习近平关于网络强国论述摘编.北京：中央文献出版社，2021：134.）也就是说，数字经济是以数据作为关键要素的。每个人的经济活动都在提供数据，但成为生产要素的数据是经过采集、处理、分析，用于某种生产和服务目的的数据，因而也被称为大数据。大数据的特点在于对海量数据进行分布式数据挖掘，具有海量、高速、多样、价值的特点。数据作为生产要素，在数字经济与实体经济深度融合中参与生产和流通，对其他要素具有乘数作用，可以提高生产效率。数据参与分配，对原有生产要素产生替代效应。数据凭借外部经济效应，对国民经济各部门具有辐射带动作用，有助于提升实体经济的全要素生产率。［洪银兴，任保平.数字经济与实体经济深度融合的内涵和途径.中国工业经济，2023（2）：6.］

第四节　闲暇经济与后备厢经济

【知识链接】

发展闲暇经济与后备厢经济

清代张潮在《幽梦影》中说："人莫乐于闲，非无所事事之谓也。闲则能读书，闲则能游名胜，闲则能交益友，闲则能饮酒，闲则能著书。天下之乐，孰大于是？"

闲暇不是懒惰的同义词，而是指干自己喜欢干的活儿，从事完全自愿的活动。闲暇与工作相对，如果没有工作，也就无所谓闲暇。经济学认为，工作与闲暇是替代品，闲暇是人们在自愿和有目的参与的时间中获取的体验质量，是一种内在回报。

2016年10月14日，时任国务院总理李克强主持召开国务院常务会议时提出，要"加大旅游、文化等领域有效供给。实施乡村旅游后备厢行动"，首次提出"后备厢经济"的概念。后备厢经济最初是指市民到乡村自驾游，在返程时捎上当地特色产品，将后备厢装得满满的这样一种消费经济。伴随乡村旅游与休闲农业的发展而兴起，通过鼓励与刺激游客购买农特产品为核心步骤，助力乡村振兴。

一、闲暇经济

（一）闲暇

《社会学百科辞典》对闲暇的解释是："人们生活中除工作时间、工作往返时间、家务劳动时间、抚育子女时间、满足生理需要时间以外，剩余的可供个人自由支配的时间，即自由时间、空闲时间。"（袁方.社会学百科辞典.北京：中国广播电视出版社，199.）

1970年，世界休闲组织的前身国际娱乐协会通过了著名的《休闲宪章》，其中规定："闲暇是指个人完成工作和满足生活要求之后，完全由他们本人自由支配的一段时间。"

马克思认为，闲暇一是指"用于娱乐和休息的余暇时间"；二是指"发展智力，在精神上掌握自由的时间"。

新古典经济学认为，闲暇是一种具有正的边际效用的"正常品"，闲暇的增加和物质财富的增加一样能增进个人福利。另一方面，作为正常品的闲暇，其价格就是实际工资率，个人对闲暇的需求与实际工资率之间表现为函数关系。因此，闲暇与经济增长之间存在密切的关系。

对于个人来说，闲暇既是消费的时间，又是创造的时间，前者获得生活享受，后者求得发展。对于社会来说，闲暇是现代社会文明进步的重要标志。一方面，闲暇本身就是社会进步与发展的产物，闲暇时间的多少是衡量一个国家或社会发展程度的重要指标；另一方面，人们在日益增加的闲暇时间中得到的休息和发展，反过来又将进一步促进社会经济和文化的发展。

著名未来预测学家格雷厄姆·T·莫利托认为，休闲是新千年全球经济发展五大推动力中的第一引擎。世界现代化进程表明：国家越富裕，闲暇时间便越多；经济福利越增长，闲暇消费越普及，且日渐会成为推动经济发展的重要力量。闲暇时间的多少、闲暇种类及闲暇形式的发达程度，不仅是判别一个国家社会生产力发展的标志，同时还是社会生活进步的尺度。

（二）闲暇经济

闲暇经济是要通过改变人们的生活方式来促进人们健康消费、进行基于兴趣的原始创新、提高生产的效率，而不是单纯地追求财富，这将促使企业的生产方式和投资模式转向更加注重效率和品质的方向。（魏翔.闲暇经济导论：闲暇经济演变历程、理论基础.天津：南开大学出版社，2009.）

闲暇经济是从需求角度定义的经济形态，是闲暇产业的消费活动总和。

广义的闲暇产业是指闲暇活动涉及的各种产业的总和；狭义的闲暇产业是指与闲暇活动关系特别密切的各种产业的总和，主要包括旅游业、体育产业、大型节庆活动及设施、娱乐业，这些产业主要在闲暇时间里经营。（李仲广.闲暇经济论.大连：东北财经大学，2005：10.）由于预期寿命的延长、健康状况的改进、劳动者收入的增加、教育的提高等社会改革的成功，闲暇活动越来越成为人们生活的主要内容。

二、后备厢经济

"后备厢集市"（car boot sale）是基于市场主流的普通轿车，以后备厢载物空间为依托，经过组织多辆车汇集在一起买卖商品的商业活动形式。

汽车后备厢集市起源于汽车工业蓬勃发展的英国。1980年9月，英国人柏丽·帕维特在肯特郡的一个农场上组织了全球首个汽车后尾集市，车主开着小汽车，载着衣服鞋帽、日用杂物、书籍光碟、家具等相聚集市交流、交易。美国的"garage sale"交易地点通常为自家院子，而英国的"car boot sale"交易地点通常为草坪、停车场甚至是赛马场。后来，欧美国家的这种汽车后备厢模式逐步传入中国。中国很多汽车品牌和相关机构也推出后备厢集市等活动，刚开始的时候以公益活动和跳蚤市场、文化节的形式存在，后来随着参与的车主增加，越来越多的商家利用这样的集市活动售卖自己的商品。国内多个城市都开展了此类集市活动，规模最大的是2016年6月天津组织的600多辆车为期一个月的后备厢集市活动，其经营成本很低，客流量比较大，销售额大，开辟了一种新的购物模式。

之后，随着政策的出台及私家车的普及，"后备厢经济"逐步在全国兴起，尤其是夏季。"后备厢经济"实际上是"夜市摆摊""地摊"的升级版、新形态，将传统摆在地面或手推车里展示售卖的商品放进了汽车后备厢，装点上个性化彩灯、招牌，打造了一个个车载"微缩版店铺"。后备厢市场交易的不仅有常规商品和服务，还有个人制作的手工艺品，更有体验、氛围等更多维度的附加值。如有些摊主会带来自家宠物吸引客流，"撸猫""撸狗"这种新奇服务，给消费者带来更多参与感。后备厢摆摊的参与者类型多样，但大多数都是90后的年轻人。他们或是利用业余时间增加收入，或是初次创业，因此成为灵活就业、自由就业的新方式。这不仅让人们感受到了新鲜消费体验带来的"新潮味"，还进一步激发了消费活力，引领着消费潮流，解决了一部分年轻人的就业。

我国国内汽车后备厢经济按照经营时间的不同，可分为以下两种：

1. 长期的汽车后备厢经济　如天津举办的大规模后备厢集市活动，持续时间长，参加的车辆多，人流量大，交易额大。再比如作为汽车后备厢文化市集的发源地南京，2022年9月迎来了上海、江苏、浙江、安徽、陕西等省市的100多辆汽车"厢"，齐聚长江之畔的五马渡，第一次成为全国后备厢市集车队的聚集地。［朱凯、黄琳燕."三无"路边摊变身网红新地标，后备箱文化市集——"厢"遇金陵，从野蛮生长到健康成长.南京日报，2022-09-06（A08）.］从3月开始，永济大道沿线2公里，平均每天有150多辆汽车出摊。这不仅发挥了商业化集市功能，而且逐步多元化发展为具有一定文化底蕴的市集活动。博物馆、消防车、江豚保护协会、公安特勤、海事交通、邮政等也与后备厢市集演绎了别具风格的"跨界合作"。无人机、水上机器人、水下机器人、常用救生设备……各种后备厢摊位上，工作人员的讲解和演示不仅激发了消费者的购买欲，还提供了一个很好的科普宣传平台。仅 2022 年 1～8 月，全市已有 20 余支车队开展各类后备厢文化市集活动 400 多场，相关网络曝光量超过 7 亿次，成为抖音、小红书等平台热点搜索话题。

2. 节假日经营的临时集市 其经营的时间段比较短，大多为上班族下班后利用晚上的时间或者周末休假期间出来经营。

【思考题】

1. 简述数字经济的特点。

2. 简述银发经济的市场结构。

3. 试分析共享经济的前景。

第十章　疾病经济负担与健康投资 ▷▷▷▷

解决"看病难、看病贵"是"新医改"要重点攻克的问题，也是满足人民日益增长的美好生活需要的文中之意。解决"看病贵"实际就是减少疾病经济负担，然而，"治未病"理念的经济哲学内涵还告诉我们，与其"等病来"，不如主动出击"防病来"，这样就从根源上减少了疾病经济负担。随着疾病谱的改变、大众健康意识的增强，人们也更加注重预防保健，将治疗端口前移，防大病、管慢病，延缓发病，缩短带病期，有效延长健康生命年。从饮食起居、社会参与、心理调摄等各方面管理自己的健康，做好健康的第一守护人，这正是健康投资的范畴。

第一节　疾病经济负担

【知识链接】

我国疾病经济负担

原卫生部副部长、国家中医药管理局局长王国强表示，中国国民健康面临着双重疾病负担：一是传染性疾病，包括 ADIS、SARS、TB、乙肝等；二是慢性疾病，包括循环系统病、恶性肿瘤、糖尿病等。

慢性病低龄化，发病率、死亡率持续上升。2019 年，有超过 3 亿的心脑血管患者，20 岁以上成年人中 3/4 存在心脑血管病风险。有超过 1.2 亿的糖尿病患者；5 亿人处于糖尿病前期，血糖水平高于正常，很可能发展成为 2 型糖尿病。

中国的疾病经济负担逐年增加，疾病经济负担的增速大于 GDP 的增速。1993 年，我国的疾病经济负担为 3208 亿元，占 GDP 的 9.3%；2003 年，疾病经济负担达到 1.2 万亿元，占 GDP 的 10.3%；2012 年，这一比重已高达 13%。我国有超过 7 亿劳动人口受到亚健康和其他慢性疾病的困扰。

一、健康风险

（一）健康风险

健康风险是一种较为普遍的、作用于人的身体健康的风险类型。按照保险标的来进行分类，可将风险分类为财产风险、人身风险、责任风险、信用风险，其中人身风险是由于人们生老病死的规律及其他原因所引起的风险。健康风险属于人身风险的范畴，即因自然、社会等客观原因或人们的自身原因致使人们患病、伤残所产生的人体健康损害及相关经济损失，例如治疗和康复费用支出、疾病或意外事故致残所导致的工资收入减少等。

（二）疾病风险

风险是指某种不幸事件及其损失发生的不确定性，风险的大小取决于事件本身。疾病是每个人生命中不可避免的风险，正如瑞典病理学家福尔克·汉森所言，"人类的历史就是其疾病的历史"。

疾病风险是指由于各种疾病或意外损伤而给人身所带来的经济、生理、心理等损失的可能性。疾病风险危害的对象是人，是导致人体健康损害甚至死亡的人身风险。

（三）疾病风险的特征

同其他风险一样，疾病风险也具有客观性、损失性和不确定性等基本特征；但较之其他风险而言，疾病风险还具有以下特征。

1. 严重性 疾病是人生中不可避免且很难预料的风险，会损害人体的健康，造成暂时性或永久性劳动能力的丧失，甚至死亡，其危害常常是严重的。这种危害所带来的不仅仅是经济上的损失，更主要的是健康和生命的损失和心理的损伤。

2. 多发性 由于各种危害健康的因素和客观的生命自然规律，每个人都可能生病，疾病风险发生的概率远比其他风险要大。需要注意的是，就某个人而言，患有何种疾病、何时发生疾病是不可预知的。疾病风险危及每个人的健康及生活质量，因而世界各国都把医疗纳入保障的范畴。

3. 复杂性 人类已知的疾病种类繁多，疾病风险因人而异、因病而异，千差万别。此外，还有许多未知疾病或潜在疾病，以及由于环境、社会、生活方式及心理等各种因素所致的疾病。疾病本身的复杂性，决定了疾病风险损失补偿的复杂性。不同疾病的治疗费用可能不同，甚至同一种疾病，因为个体差异的存在，治疗费用也可能存在差别。疾病的治疗费用也与医疗服务提供者的供给行为及供给的条件和水平有着密切的联系。生命的价值难以估算，疾病本身及诊疗过程的复杂性，使疾病风险引起的损失很难估量。

4. 社会性 疾病风险不仅直接危害个人健康，而且还会涉及他人甚至整个地区，若不能及时控制，对社会的危害巨大。例如，2002 年中国广东顺德首发非典型肺炎疫情，并迅速扩散至东南亚乃至全球，直至 2003 年中期，疫情才被逐渐消灭。

二、疾病经济负担

世界银行在《1993 年世界发展报告·投资于健康》中首先提出关于全球疾病负担（global burden of diseases，GBD）的概念和测算方法，疾病负担研究将早亡造成的损失与因疾病失能（伤残）造成的健康损失结合起来考察疾病给社会造成的总损失。报告重点研究了发展中国家和中等收入国家控制疾病优先重点领域和确定基本卫生服务包的策略。

1. 疾病负担（burden of disease，BOD）　是指疾病给人类造成的损失，包括发病、死亡、残疾、生活质量下降及经济损失等内容。概括起来，主要包括健康和寿命损失、经济损失及除此之外的其他损失。疾病负担常用失能调整生命年为单位进行测算。

2. 疾病经济负担（economic burden of disease，EBOD）　是指由于发病、伤残（失能）和早亡给患者本人及社会带来的经济损失，以及由于预防治疗疾病所消耗的经济资源。

（一）疾病直接经济负担

疾病直接经济负担（direct economic burden）一般是指家庭和社会在防治疾病过程中直接消耗的经济资源。包括直接医疗经济负担和直接非医疗经济负担。

1. 直接医疗经济负担（direct medical costs）　是指购买卫生服务的费用，如挂号费、检查费、诊断费、治疗费、处置费、手术费、药品费、康复费等治疗疾病的费用。直接医疗负担可以发生在医院内，如各级各类医院、诊所、基层医疗卫生服务机构；也可以发生在医院外，如零售药店等。

2. 直接非医疗经济负担（direct non-medical costs）　是指为了获得利用医疗卫生服务的机会，治疗疾病过程中支持性活动的费用及疾病发生过程中产生的财产损失，如交通费、膳食费、营养费、住宿费、陪护人员费用和财产损失费等。交通费不仅包含患者及陪护家属在居住地往返于住所与医疗机构之间的费用，还包括跨省甚至跨国寻求救治而产生的交通费用。疾病治疗和康复的过程可能会产生一些特定的费用，如用于患者所需的特殊膳食、特殊衣服、方便患者移动的工具（轮椅等）、清洁、陪护等。财产损失是指如酗酒或醉酒引发车祸带来的财产损失，还有吸毒引发犯罪行为带来的财产损失。

（二）疾病间接经济负担

疾病间接经济负担（indirect economic burden）是指因疾病引起劳动力有效工作时间减少或工作能力降低给社会造成的产出损失。疾病间接经济负担来源于发病导致的失能和早亡所带来的时间损失，从而导致有效劳动生产力损失，主要包括：①因疾病、伤残和过早死亡损失工作时间而造成的损失；②由于疾病和伤残导致个人工作能力降低而造成的损失；③患者的陪护人员损失工作时间而产生的损失；④由于疾病和伤残导致个人生活能力降低而造成的损失。

（三）疾病无形经济负担

疾病无形经济负担（intangible economic burden）是指因疾病、伤残、过早死亡，给单位、家庭、亲友造成的心理上、精神上、生活上等各方面的压力和负担，从而使生活质量下降、工作效率降低而带来的经济损失。如果是重大疾病或者是疑难杂症，还可能会使患者及家属背上沉重的思想包袱，这种负担是无形的。例如，恶性肿瘤患者因为疼痛，害怕死亡变得焦虑、烦躁和不安；传染病患者害怕被歧视和不被社会接受变得孤独。但这部分成本很难量化。

第二节　健康投资

【知识链接】

健康中国战略

　　"健康中国"这一概念由来已久，2007年中国科协年会上，时任卫生部部长陈竺公布了"健康护小康，小康看健康"的三步走战略。2008年，卫生部启动"健康中国2020"战略研究，系统深入研究了对推动卫生改革发展和改善人民健康具有战略性、全局性、前瞻性的重大问题，取得了一批富有理论创见和实践价值的研究成果，并发布了《"健康中国2020"战略研究报告》，阐述了我国卫生事业发展所面临的机遇与挑战，明确了发展的指导思想与目标，提出了发展的战略重点和行动计划及政策措施等。2015年10月，党的十八届五中全会明确提出推进健康中国建设，对当前和今后一个时期更好地保障人民健康做出了制度性安排。2016年10月25日，中共中央、国务院印发并实施《"健康中国2030"规划纲要》，是我国首次在国家层面提出的健康领域中长期战略规划，成为之后15年推进健康中国建设的行动纲领。习近平总书记在2016年8月召开的全国卫生与健康大会上发表以健康中国战略为主旨的重要讲话。2017年10月18日，习近平总书记在党的十九大报告中明确指出，实施健康中国战略，要完善国民健康政策，为人民群众提供全方位全周期健康服务。2021年3月23日，习近平总书记在三明市沙县总医院实地了解医改惠民情况时强调："现代化最重要的指标还是人民健康，这是人民幸福生活的基础。把这件事抓牢，人民至上、生命至上应该是全党全社会必须牢牢树立的一个理念。健康是1，其他都是后面的0。1没有了，什么都没有了。"2022年10月，习近平总书记在党的二十大报告中强调，要"推进健康中国建设。人民健康是民族昌盛和国家强盛的重要标志。把保障人民健康放在优先发展的战略位置，完善人民健康促进政策"。

一、健康理念

（一）健康的内涵

古人对健康的理解，常以是否有病作为分界线，有病为不健康，无病为健康。世界卫生组织（World Health Organization，WHO）1984年对健康的定义：健康不仅仅是没有疾病和不虚弱状态，而是身体、心理和社会适应能力上三方面的完美状态。1990 年，WHO 在 1984 年定义的基础上，加入了道德健康概念。2000 年，又加上了生殖健康概念。

因此，一个人只有在躯体健康、心理健康、社会良好适应能力和道德健康、生殖健康等 5 个方面都具备，才能称得上是健康。

（二）健康的标准

WHO 给健康提出了 10 条标准，将自身的状态与之对比，可以判断自己是否属于亚健康的状态。标准如下：①有充沛的精力，能从容不迫地应付生活和工作的压力；②有乐观的态度，乐于承担责任，不挑剔事务的巨细；③应变力强，能适应环境的各种变化；④能够抵抗一般性感冒和传染病；⑤善于休息，睡眠良好；⑥头发有光泽，无头皮屑；⑦眼睛明亮，反应敏锐，眼睑不发炎；⑧肌肉、皮肤有弹性，走路感到轻松；⑨体重得当，身体均匀，站立时头、肩、臂位置协调；⑩牙齿清洁，无空洞，无痛感，牙龈颜色正常，无出血现象。

一直持续亚健康的状态，经常会导致"过劳死"等惨痛后果。"过劳死"是因为工作时间过长，劳动强度过重，心理压力太大，从而出现精疲力竭的亚健康状态；由于积重难返，将突然引发身体潜在的疾病急性恶化，救治不及时而危及生命。2011 年"过劳死"已经威胁到一线职工并向白领阶层蔓延。2012 年 10 月一份报告显示，全球每年"过劳死"的人数达到 60 万，"过劳死"尤其是青壮年"过劳死"现象再次成为人们关注的焦点。

世界上最可怕的事情是无知。"最好的医生是自己，最好的药物是时间。"因此，对于自己的健康，自己一定要重视，并主动学习了解健康知识，切实关心自身的健康。

在人类社会的发展过程中，不同文化的传统与精髓都告诫我们"健康就是财富"。对个人或家庭来说，健康是一切个人生活和家庭构建的基础，是未来生存与发展的能力。对社会来说，健康是生产力的基础，是学习与增长知识的基本条件，是体力与智力的载体，是整个社会稳定和谐发展的保障。对国家来说，人民健康是国富民强的重要标志。投资于健康，就是投资于生产力，投资于未来。没有人类的健康，就不可能有社会的进步与经济的可持续发展。

二、健康投资

金钱的多寡、地位的高低，某种程度上皆是身外之物，健康才是实实在在的"财富"。这个财富是没人能从你身上抢走，也没有什么能替代你的健康。我们将健康比作 1，其他的学识、才华、金钱等均为 0，没有了"1"，后面的"0"都毫无意义。这就是人生的基本道理：失去健康，一切为零。

但是，健康也往往被人们所忽视。有句话说："没有失去过，所以不懂得珍惜。"健康就是这样，当你拥有它时，最容易忽视它，感觉不到它的存在；当你失去它时，立即感到它是最重要的，不可缺少。而现代科学发现，衰老的过程是可以减缓的，保持高品质的身体财富实际上就是不断地减慢衰老的过程。疾病也是可以预防的，中国两千年以前的《黄帝内经》中提到"不治已病治未病，不治已乱治未乱"，已经孕育了"预防为主"的健康管理的思想，也就是现在所说的"预防大于治疗，早发现早治疗、养生就是治病"。因此，健康需要管理，健康更需要投资。

（一）健康投资的内涵

健康投资（health investment）是指为了恢复和发展人群健康而消耗的全部经济资源，包括人民的基本生活资料、教育、卫生保健和环境保护等方面的经济投入。从狭义讲，健康投资仅指向医疗卫生事业投入的经济资源。从生产的意义上来讲，可以认为健康投资是一种十分重要的生产性投资，是对人的投资，能形成人力资本。它是人力资本投资的重要组成部分，对于提高人力资本，促进社会的稳定和社会经济的发展都将起到积极的作用。

在理解健康投资时，需要注意两个问题：①健康投资不只是对疾病的治疗，还应包括对影响健康的一系列重要因素的干预。迄今为止，学界公认的重要健康投资包括清洁饮用水的提供、基本卫生设施的改善、充足而平衡的营养、良好的环境、儿童计划免疫、妇幼保健、传染病的控制等。②对于有成本效益的卫生干预活动的投入，不能等同于对物质产品的消费，它们与对教育尤其基础教育投入一样，是对人力资本的投入。增加对教育和健康的投资，是为中国提供高素质的健康劳动力、提高生产效率、维持全球竞争优势的有力保证，也是经济发展的最终归宿和目的，更是体现以人为本、全面建成小康社会的重要内容。

《1993 年世界发展报告·投资于健康》中提出了向健康投资的倡导，并提供了一种三管齐下的方法，即促成一种使居民能改善卫生的环境、改善政府对医疗卫生的支出和促进公共卫生领域多样化的竞争。

按照综合健康医学模式，健康投资至少来自 4 个方面：①改变影响人类健康行为和生活方式的费用；②改善人类遗传因子的费用；③提高人类生活水平和改造生活环境的费用；④医疗保健服务的费用。

（二）健康投资的功能

健康投资是人类生存和社会发展的必要条件，具有重要的社会经济意义。健康投资的主要功能表现在以下 4 个方面。

1. 人力资源开发功能　健康投资不仅能提高全社会劳动力的数量，也能提高人力资源的质量。良好的健康可以增加个人的劳动时间、劳动能力与劳动效率，从而具有获得更高经济收入的能力。

2. 经济学价值　劳动者健康状况的改善可以使劳动者的生命时间延长，生病时间减少，提供更多的劳动时间，提高劳动生产率，使得工作质量提高，为社会创造更多的经济价值。

3. 社会保障价值　人民群众的身体保持健康，无论是在劳动期还是在退休期，均会大大减轻我国社会保险的压力，尤其是减轻医疗保险中医疗费用的支出。

4. 利于维护社会和谐稳定 当一个国家或地区的人民健康出现较大问题的时候，就会给社会带来不稳定因素，影响国家和社会的正常发展。

（三）政府进行公共健康投资

从宏观视角审视疾病负担，疾病对个人造成的生理、心理等损害最终导致社会价值创造能力的下降和社会资源的消耗，疾病负担具有公共性。首先，在全球各地，健康都已经被证明是影响经济发展的重要因素。欧洲 19 世纪发展经验证明，对于健康投资多的国家，经济发展速度更快。亚洲开发银行等研究发现，东亚经济快速发展有 1/3 可归因于国民健康素质的提高。[石光，刘秀颖 . 投资于健康的理念与策略 . 卫生经济研究，2003（1）：10.] 美国哈佛大学的研究指出，亚洲经济发展的奇迹 30% ～ 40% 来源于本地区人群健康的改善。（数据来自原卫生部部长高强 2006 年所作报告《发展医疗卫生事业，为构建社会主义和谐社会作贡献》。）其次，我国著名社会学家费孝通研究表明，农村贫民因病致贫占了很大比重。近年来大量的研究也表明，贫困地区贫困人口因贫致病和因病致贫已经成为一些地区实现脱贫目标、巩固脱贫成果的痼疾。

因此，政府公共财政补贴是我国医疗保障资金的来源之一，而政府在投资于健康、维护健康方面的责任范围，主要是提供保障全体国民健康的公共产品，以及贫困人群、老人妇女儿童等脆弱人群的健康需要。

1. 政府健康投资的重点领域 健康投资重点领域应该选择对人民健康和生产力影响最大、经济负担最重的重点疾病和致病因素。比如，传染病、地方病、围生期疾病仍然是目前我国一些地区的主要卫生问题，防病治病的任务十分繁重，这些疾病对人民生活和经济发展造成严重的影响。

2. 确定有效的预防措施 大量的流行病学和临床研究已经发现或证明，针对主要疾病和致病危险因素的预防、治疗、康复和控制措施花钱少、效果好，在确定了需要干预的主要问题之后，需要将这些措施加以合理的组合和实施，以实现控制疾病、降低疾病危害和负担、促进经济发展的目标。

理论研究与实践证明，对疾病的一级预防，也就是针对致病因素的干预具有最好的成本效益。例如。我国将乙肝疫苗纳入计划免疫的成本效益比值可高达 30 ～ 70，也就是说在乙肝预防注射方面投入 1 元钱，可取得 30 ～ 70 元的回报，它高于任何一种对物质产品生产的回报率，是最有价值的投资。[王璐，李辉，王树声，等 . 中国乙型肝炎不同流行区最佳免疫策略研究 . 中华预防医学杂志，1999，33（2）：104.]

疾病的早发现、早诊断和早治疗等二级预防措施，也是降低疾病危害和经济损失的重要措施。慢性病的"病例管理"是 WHO 提倡的提高治疗效果、降低医疗成本的有效途径。例如，对于结核患者免费投药（或称监督下服药）的干预项目证明，治疗一例结核患者只需约 800 元的成本，远远低于住院治疗 2000 ～ 5000 元的治疗成本，其成本效益比值也可高达 60。[石光，刘秀颖 . 投资于健康的理念与策略 . 卫生经济研究，2003（1）：11.]

（四）个人进行自我健康投资

健康是每个人最重要的生活目标，健康的享受者和受益者是个人。健康的好坏除了外部因素及遗传等先天因素外，也是个人生活选择的结果。比如，有些人知道吸烟、酗酒、暴饮暴食、缺乏运动等对健康的损害，但是，他们或者"不思悔改"或者"乐此不疲"，并最终导致疾病，因为他们认为从上述行为中得到的享受和快乐大于患病的风险和损失，也就是在多种生活目标的选择中，他们并没有将健康作为最高的追求目标。因此，培养健康的生活方式、维护健康、投资于健康的责任主要应该由个人承担，至少具有行为能力的人的健康责任要由个人承担。

1. 培养高"健商"　加拿大医学专家谢华真教授首创"健商"的概念，代表一个人的健康智慧及其对健康的态度。健商包括5大要素：①自我保健。不把自己的健康都交给医生，通过健康的生活方式、乐观的生活态度控制健康。②健康知识。一个人对健康知识掌握得越多，就越能对自己的健康做出明智的选择。③生活方式。作息、饮食、价值观等生活习惯和方式，对健康的作用举足轻重。④精神健康。克服焦虑、愤怒和压抑，对健商至关重要。精神上感到满足的人，常能健康长寿。⑤生活技能。通过重新评估环境，包括工作和人际关系来改善生活，掌握健康的秘诀和方法。

2. 重视预防　中医学主张"上医治未病，中医治欲病，下医治已病"。有一次，魏文王问扁鹊："你家兄弟三人，哪一个医术最高？"扁鹊回答："长兄最佳，仲兄次之，我最差。"魏文王接着问："那为什么你最出名呢？你能说明白一些吗？"扁鹊回答说："我长兄治病，是在病证还未表现之时就把病治好了，一般人不知道他事先能铲除病因，所以他的名气无法传出去，他的医术只有我们家人才知道。我仲兄治病，是在病情初起时就把患者治好了，一般人以为患者得的只是小病，以为他只能治轻微的小病，所以他的名气也不大，只有本地人才知道。我扁鹊治病，是在病情严重后才治，一般人见我下针放血，用药教药，割肉切骨，动作颇大，就认为我医术很高明，我也因此而闻名于天下。其实，比起我长兄与仲兄来，我的医术是最差的。"

3. 管理健康

（1）健康饮食　《黄帝内经》提出了"五谷为养，五果为助，五畜为益，五菜为充，气味合而服之，以补精益气"的膳食配伍原则。即均衡的饮食，要以五谷杂粮为主，以蔬菜瓜果为辅，并以奶、蛋、鱼、肉为必要的补充。此外，还应顺应地理、时令的不同，对饮食结构做出相应的调整。同时还告诉人们不可暴饮暴食，避免五味偏嗜，即"若要身体安，三分饥和寒"。

水是生命之源，人体每天需补水。缺水可引起组织缺氧及营养不足，对肾脏、心脏、血管等产生不利影响。而饮水太多会使尿量增加过多而引起钠、钾等电解质流失；如果心肾功能不全，还可发生水中毒、水肿、惊厥，甚至循环衰竭。

适量饮酒其实对身体有益。但肝脏对酒精的解毒能力有限，如长期大量酗酒则会对健康造成严重的损害，主要引起酒精中毒，表现为中枢神经系统"兴奋"现象，并有头晕、恶心、呕吐、语无伦次、步履不稳、动作不协调和嗜睡、昏迷，严重者可因呼吸中枢麻痹而死亡。因此，饮酒应适度、少量且不要在非餐时饮酒。

现代科学大量研究证实：茶叶确实含有与人体健康密切相关的生化成分。喝茶不仅具有提神清心、清热解暑、消食化痰、去腻减肥、清心除烦、解毒醒酒、生津止渴、降火明目、止痢除湿等药理作用，还对辐射病、心脑血管病、癌症等具有一定的药理功效。

（2）健康生活　立刻戒烟，远离慢性中毒。一支香烟所含的尼古丁为 5 ～ 15mg，足以毒死一只老鼠。如每天吸一包香烟，约 100mg 尼古丁进入人体，引起积蓄性慢性中毒。"二手烟"危害更严重。有研究报告显示，吸烟至少减寿 10 年，但如在 40 岁前戒烟，可基本"抵消"吸烟带来的减寿效应，比不戒烟者多活 9 年。无论男女，不管"烟龄"长短，如能在 34 岁前戒烟，可"补齐"差不多 10 年寿命；45 ～ 54 岁戒烟可多活 6 年；55 ～ 64 岁戒烟最多挽回 4 年。

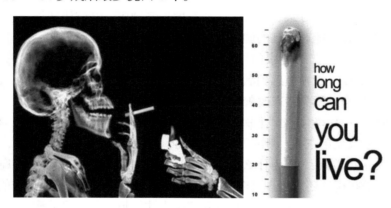

图 10-1　抽烟对健康的危害

（3）健康睡眠　睡眠不足不只是眼袋下垂和黑眼圈那样简单，还会对健康造成严重的损害：①可影响皮肤的新陈代谢，加速皮肤老化，使皮肤颜色显得晦暗而苍白；尤其眼圈发黑，且易生皱纹。②产生疲倦、忧郁、注意力不集中、工作效率低。③导致纤维肌疼痛、睡眠呼吸暂停综合征、夜间肌阵挛综合征等疾病。④容易因夜间饮食造成肥胖。⑤压力激素分泌增加，会提高胰岛素抗性，这是糖尿病前期症状。⑥引起血中胆固醇含量增高，使心脏病风险提高。

（4）健康运动　在希腊埃拉多斯山的峭壁上，刻写着公元前 8 世纪的被公认为是最早的一段体育格言："如果你想强壮，跑步吧！如果你想健美，跑步吧！如果你想聪明，跑步吧！"运动是改变人体体质最根本的办法，既可以塑身，又可以保健。运动可促进血液循环，以带动氧气和营养，使细胞增加活力，从而增强人体免疫力。

（5）健康心情　乐观平和的心态是健康的良药。凡是情绪乐观、心情舒畅的人，能增强抵抗力，有益于健康长寿。中医学非常重视人的情绪与健康的关系，自古就有"喜伤心、怒伤肝、思伤脾、忧伤肺、恐伤肾"之说。若经常接触一些长寿老人就不难发现，他们大多生活节奏慢中有序，神态从容，与世无争。想要拥有健康的身体，愉悦的心情必不可少。"日出东海落西山，愁也一天，喜也一天；遇事不钻牛角尖，人也舒坦，心也舒坦。"

美国生理学家艾尔玛将玻璃管插在0℃、冰和水混合的容器里，借以搜集人们不同情绪时呼出来的"气水"。结果发现：悲痛时呼出的水汽冷凝后则有白色沉淀；心平气和时呼出的气，凝成的水澄清透明、无色、无杂质。如果生气，则会出现紫色的沉淀。将"生气水"注射到白老鼠身上，老鼠居然死了。由此可见，生气对健康的危害非同一般。

要平衡心理，实现心理健康，就要做到以下几点：遇到批评想开点、遇到表扬清醒点、遇到挫折振作点、遇到荣誉让着点、遇到矛盾冷静点、取得成绩谦虚点、遇到烦恼绕开点、遇到压力放松点。

【思考题】

1. 疾病与经济发展的关系是什么？

2. 简述疾病经济负担的分类。

3. 健康的内涵是什么？

4. 在健康促进中，政府和个人的投资边界如何划分？

主要参考书目 ▷▷▷▷

［1］《西方经济学》编写组.西方经济学（精要本）［M］.3 版.北京：高等教育出版社，2021.

［2］中共中央党史和文献研究院.习近平关于网络强国论述摘编［M］.北京：中央文献出版社，2021.

［3］（美）鲁迪格·多恩布什，斯坦利·费希尔，理查德·斯塔兹.宏观经济学［M］.13 版.北京：中国人民大学出版社，2021.

［4］（英）亚当·斯密.国民财富的性质及原因的研究（上卷）［M］.北京：商务印书馆，2015.

［5］高鸿业.西方经济学（宏观部分）［M］.7 版.北京：中国人民大学出版社，2018.

［6］（英）安东尼·B.阿特金森，（美）约瑟夫·E.斯蒂格利茨.公共经济学［M］.北京：格致出版社，2020.

［7］（美）罗伯特·S.平狄克，丹尼尔·L.鲁宾费尔德.微观经济学［M］.9 版.北京：中国人民大学出版社，2020.

［8］（美）约翰·肯尼斯·加尔布雷思.不确定的时代［M］.南京：江苏人民出版社，2009.

［9］（美）保罗·萨缪尔森，威廉·诺德豪斯.经济学［M］.19 版.北京：商务印书馆，2013.

［10］谢丹阳.宏观经济学通识课［M］.北京：中信出版社，2020.

［11］顾骏.经国济民——中国之谜中国解［M］.上海：上海大学出版社，2018.

［12］刘雅静.生活中的经济学［M］.北京：高等教育出版社，2017.

［13］冯兴元，朱海就，黄春兴.经济学通识课［M］.海口：海南出版社，2020.

［14］欧俊.经济常识一本全［M］.南昌：江西美术出版社，2017.

［15］（美）杰里米·里夫金.零边际成本社会［M］.北京：中信出版社，2017.

［16］（美）加里·贝克尔，吉蒂·贝克尔.生活中的经济学［M］.北京：机械工业出版社，2013.

［17］茅于轼.生活中的经济学［M］.3 版.广州：暨南大学出版社，2010.

［18］亚瑟·奥沙利文.生活中的经济学［M］.北京：中国人民大学出版社，2013.

［19］冯兴元，朱海就，黄春兴.经济学通识课［M］.海口：海南出版社，2020.

［20］（美）亨利·黑兹利特.一课经济学［M］.北京：中信出版社，2018.

［21］（日）菅原晃.极简经济学通识课（图解版）［M］.北京：化学工业出版社，2018.

［22］薛兆丰.经济学通识［M］.2版.北京：北京大学出版社，2015.

［23］（美）彼得·D.希夫，安德鲁·J.希夫.小岛经济学［M］.北京：中信出版集团，2017.

［24］（美）罗伯特·弗兰克.牛奶可乐经济学套装（共4册）［M］.北京：北京联合出版公司，2021.

［25］魏翔.闲暇经济导论：闲暇经济演变历程、理论基础［M］.天津：南开大学出版社，2009.

［26］（美）凡勃伦.有闲阶级论［M］.武汉：武汉大学出版社，2014.

［27］梁静，马威.经济学［M］.成都：电子科技大学出版社，2020.

［28］（美）卡尔·夏皮罗，哈尔·瓦里安.信息规则：网络经济的策略指导［M］.北京：中国人民大学出版社，2000.

［29］（美）保罗·海恩.经济学的思维方式［M］.北京：机械工业出版社，2015.

［30］陈建萍.微观经济学——原理、案例与应用［M］.2版.北京：中国人民大学出版社，2012年.

［31］黎东生.卫生经济学［M］.北京：中国中医药出版社，2016.

［32］陈永成，欧阳静.卫生经济学［M］.北京：中国中医药出版社，2024.